ERGEBNISSE DER CHIRURGIE UND ORTHOPÄDIE

HERAUSGEGEBEN VON

ERWIN PAYR
LEIPZIG

HERMANN KÜTTNER
BRESLAU

SONDERABDRUCK AUS BAND X

N. GULEKE

DIE SCHUSSVERLETZUNGEN DES SCHÄDELS IM JETZIGEN KRIEGE

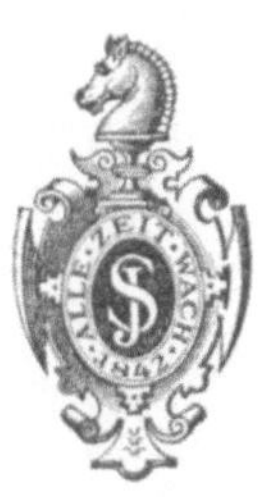

Springer-Verlag Berlin Heidelberg GmbH

1918

ISBN 978-3-662-37159-6   ISBN 978-3-662-37874-8 (eBook)
DOI 10.1007/978-3-662-37874-8

Ergebnisse der Chirurgie und Orthopädie.

Zu beziehen durch jede Buchhandlung.

Die Schußverletzungen des Schädels im jetzigen Kriege.

Von

N. Guleke-Straßburg i. E.

Mit 5 Abbildungen und 4 Tafeln.

Inhaltsübersicht.

Literaturverzeichnis.
(Erhebt keinen Anspruch auf Vollständigkeit [1]).)

1. Albrecht, Kriegschirurgische Erfahrungen aus dem Feldlazarett. Münch. med. Wochenschr. 1915. Nr. 12.
2. — Über Wundrevision bei Schädelschüssen. Wien. klin. Wochenschr. 1916. Nr. 17.
3. Alexander, Die Klinik und operative Entfernung von Projektilen in Fällen von Steckschüssen der Ohrgegend und des Gesichtsschädels. Wien. klin. Wochenschr. 1916. 38.
4. Allers, Über Schädelschüsse. Berlin 1916. Springer.
5. — Die Transportfähigkeit operierter Schädelschüsse. Wien. klin. Wochenschr. 1916. 1157.
6. Angerer, Schädelplastik. Deutsche med. Wochenschr. 1915. 454 u. 1504.
7. — Schwere Schädelverletzung. Deutsche med. Wochenschr. 1915. 329.
8. Aschaffenburg, Lokalisierte und allgemeine Ausfallserscheinungen nach Hirnverletzungen. (Ref. Münch. med. Wochenschr. 1916. 202.)
9. Ausch, Schußverletzungen der Hirnnerven. Wien. klin. Wochenschr. 1915. Nr. 42.
10. Axenfeld, Hemianopische Gesichtsfeldstörungen nach Schädelschüssen. Klin. Monatsbl. f. Augenheilk. 1915. Juli-Aug.
11. Axhausen, Die Behandlung der Schädelschüsse. Zeitschr. f. ärztl. Fortbildung 1915. Nr. 15.
12. — Zur Technik der Schädelplastik. Arch. f. klin. Chir. 107. 1916.
13. v. Baeyer, Orthopädische Behandlung der Spasmen nach Kopfschüssen. Münch. med. Wochenschr. 1915. Nr. 4. 135.
14 Bárány, Drainage der Hirnabszesse mit Guttapercha. Münch. med. Wochenschr. 1915. Nr. 4. 134.
15. — Die offene und geschlossene Behandlung der Schußverletzungen des Gehirns. Bruns Beitr. 97, 397. 1915.
16. — Primäre Wundnaht bei Schußverletzungen, speziell des Gehirns. Wien. klin. Wochenschr. 1915. Nr. 20. 525.
17. — Primärer kompletter Verschluß der Hirnwunde. Münch. med. Wochenschr. 1916. 1164 u. 1200.
18. v. Beck, Disk. Heidelberger Chir.-Tagung 1916. Bruns Beitr. 98, 582. 1916.
19. Best, Sehstörungen bei Schädelschüssen. Disk. Chir.-Kongreß Brüssel. Bruns Beitr. 96, 476. 1915.
20. Bier, A., Disk. Chir.-Kongreß Brüssel. Bruns Beitr. 96, 477. 1915.
21. Billet, Schädelverletzungen durch Kriegsgeschosse. Zentralbl. f. Chir. 1914. 1258.
22. Binswanger, Dysarthrie nach Schußverletzung am Schädel. (Ref. Münch. med. Wochenschr. 1915. 1651.)
23. Bittorf, Zur Kenntnis der traumatischen Meningitis, besonders der Meningitis serosa traumatica. Münch. med. Wochenschr. 1916. Nr. 13. 439.
24. Blegvad, Bemerkungen zur Behandlung von Schädelwunden. Münch. med. Wochenschrift 1915. Nr. 31. 1065.
25. Blumenthal, Beiträge zur Chirurgie der Gehirnschüsse. Deutsche Zeitschr. f. Chir. 137. 1916.
26. Bockenheimer, Disk. Chir.-Kongreß Brüssel 1915. Bruns Beitr. 96, 482. 1915.
27. Böhmig, Erfahrungen aus meiner Tätigkeit an der Preysingschen mil.-chir. Kopfstation in Köln. Münch. med. Wochenschr. 1915. 1507.
28. Boerner, Operatives Verfahren zur Verhütung des Hirnprolapses nach Schädelschüssen. Münch. med. Wochenschr. 1915. Nr. 17. 599.
29. Boettiger, Kopfschuß. Deutsche med. Wochenschr. 1915. 874.
30. Brandes, Über Sinusverletzungen bei Schädelschüssen. Deutsche med. Wochenschr. 1916. Nr. 13.
31. — Kurze Bemerkungen zu den Wundverhältnissen bei Schädelschüssen. Münch. med. Wochenschr. 1916. 767.
32. — Behandlung der Steckschüsse des Gehirnes. Deutsche med. Wochenschr. 1916. Nr. 23.

[1] Ein sehr vollständiges Literaturverzeichnis findet sich in dem krit. Sammelreferat von Hayward. Zeitschr. f. d. ges. Neurologie u. Psychiatrie. R. XIII.

33. Brandes, Über Basisverletzungen bei Tangential-, Rinnen-, Segmental- und Steckschüssen des Schädels. Münch. med. Wochenschr. 1916. 843.

34. Breitner, Über Schädelschüsse. Beitr. z. klin. Chir. **91**. 1914. „Kriegschir. Erfahrungen aus den Balkankriegen 1912/13.“

35. v. Brunn, Zur Beurteilung der Kopfschüsse. Deutsche med. Wochenschr. 1915. 1371.

36. Bruns, Über die Indikationen zu den therapeutischen, speziell chirurgischen Maßnahmen bei den Kriegsverletzungen der Nervensysteme usw. Berl. klin. Wochenschrift 1915. Nr. 38.

37. Budde, Plastische Deckung nach Schußverletzung des Schädeldachs. Münch. med. Wochenschr. 1916. 1491.

38. Bungart, Zur Diagnose und Therapie der Spätfolgen von Kopfschüssen. Deutsche med. Wochenschr. 1917. Nr. 5. 136.

39. Burckhardt, Die Infektion bei Schädelschüssen und ihre Behandlung. Bruns Beitr. **100**, Heft 5.

40. — Disk. Chir.-Kongreß Brüssel 1915. Bruns Beitr. **96**, 479. 1915.

41. Canon, Über Schädelverletzungen aus Leichtkrankenzügen usw. Deutsche med. Wochenschr. 1915. 949.

42. Capelle, Über Prognose und Therapie der Schädelschüsse. Münch. med. Wochenschrift 1917. Nr. 8. 260.

43. Cassirer, Indikationen und Erfolge bei der operativen Behandlung der Kriegsverletzungen des Zentralnervensystems. Berl. klin. Wochenschr. 1916. 191.

44. Chiari, Zur Pathogenese der Meningitis bei Schußverletzungen des Gehirnes. Münch. med. Wochenschr. 1915. Nr. 17. 596.

45. Christel, Granatschädelschuß. (Ref. Deutsche med. Wochenschr. 1915. 59.)

46. Clairmont, Zur Frage des primären Verschlusses frühoperierter Schädelschüsse durch Naht. Wien. klin. Wochenschr. 1916. Nr. 28.

47. Coenen, Ein Rückblick auf 20 Monate feldärztlicher Tätigkeit. Bruns Beitr. **103**, Heft 3.

48. Colmers, Disk. Heidelberger Chir.-Tagung 1916.

49. Cords, Bemerkungen zur Magnetextraktion von Granatsplittern aus dem Gehirn. Münch. med. Wochenschr. 1916. 1100.

50. — Prognose und Therapie der Stirnhirn-Orbita-Schüsse. Zeitschr. f. Augenheilk. 1915. 133.

51. Denker, Die chirurgische Behandlung der Nebenhöhleneiterungen nach Kriegsverletzungen. Münch. med. Wochenschr. 1915. Nr. 24.

52. — Disk. Chir.-Kongreß Brüssel 1915.

53. Dimmer, Schußverletzungen der zentralen Sehbahnen. Wien. klin. Wochenschr. 1915. Nr. 20.

54. Dobbertin, Das Chloren schwerinfizierter Wunden mit Dakinlösung. Münch. med. Wochenschr. 1916. Nr. 45. 6602.

55. Dreesmann, Interessante Fälle von Hirnschußverletzung. Münch. med. Wochenschrift 1915. 1363.

56. Duken, Über 2 Fälle von intrakranieller Pneumatocele nach Schußverletzungen. Münch. med. Wochenschr. 1915. Nr. 17.

57. Dziembowski, Stirnhirnverletzung mit psychischen Ausfallserscheinungen. Deutsche med. Wochenschr. 1916. Nr. 21. 630.

58. v. Eiselsberg, Disk. Chir.-Kongreß Brüssel 1915. Bruns Beitr. **96**, 479. 1915.

59. — Gehirnschüsse. Referat auf der 2. Kriegschirurgentagung Berlin 1916. Bruns Beitr. **101**, 59. 1916.

60. Enderlen, Über Schädelschüsse. Referat auf d. Chir.-Kongreß Brüssel 1915. Bruns Beitr. **96**, 467. 1915.

61. Engelhardt, Zur Prognose der Schädelschüsse. Münch. med. Wochenschr. 1915. Nr. 32. 1096.

62. Erdélyi, Über Schädelschüsse. Bruns Beitr. **100**. 1916.

63. Erhard, Schädelchirurgie im Felde. Deutsche med. Wochenschr. 1914. Nr. 52.

64. Ernst, Anatomische Beobachtungen über die Kriegsverletzungen des Gehirns. (Ref. Münch. med. Wochenschr. 1916. 573.)

65. — Disk. Heidelberger Chir.-Tagung 1916. Bruns Beitr. **98**. 1916.

66. **Eschweiler** und **Cords**, Über Schädelschüsse. Deutsche med. Wochenschr. 1915. Nr. 15. 431.

67. **Fahr**, Stirnhirnschußverletzungen. Münch. med. Wochenschr. 1914. 2251.

68. **Fibich**, Über die Therapie der Bauch- und Kopfschüsse in der Nähe der Front mit Berücksichtigung der Transportverhältnisse. Wien. klin. Wochenschr. 1916. 1285, 1317 u. 1349.

69. **Finkelnburg**, Über Spätabszesse und Spätencephalitis des Gehirns nach Oberflächenschüssen des Schädels. Deutsche med. Wochenschr. 1916. Nr. 26.

70. **Florschütz**, Über die Behandlung der Schädeltangentialschüsse. Münch. med. Wochenschr. 1916. 252.

71. **Franke, Felix**, Zur Stillung der Blutung bei Sinusverletzungen. Zentralbl. f. Chir. 1917. Nr. 6. 117.

72. **Fränkel, A.**, Die offene und geschlossene Behandlung der Schußverletzungen des Gehirns. Wien. klin. Wochenschr. 1916. Nr. 28. 888.

73. **Freudenberg**, Wirkung moderner Geschoße usw. Zahnärztl. Rundschau 1915. 24. Heft. 18—24.

74. **Freund, C. S.**, Traumatischer Hirnabszeß. Berl. klin. Wochenschr. 1914. Nr. 50.

75. **Frey**, Über die Behandlung von Hirnprolapsen im Felde. Münch. med. Wochenschrift 1916. 22.

76. — und **Selye**, Chirurgie der Schußverletzungen des Gehirns. Wien. klin. Wochenschrift 1915. Nr. 25 u. 26.

77. **Friedländer**, Zerebellare Symptomenkomplexe nach Kriegsverletzungen. Neurol. Zentralbl. 1915. 813.

78. **Friedrich**, Die operative Indikationsstellung bei den Hirnschüssen im Kriege. „Kriegschir. Erfahrungen aus den Balkankriegen 1912/13." Bruns Beitr. **91**, 1402. 1914.

79. v. **Frisch**, Schußverletzung an der Schädelbasis. (Ref. Münch. med. Wochenschr. 1916. 95.)

80. **Fröschels**, Übungsschulen für Gehirnkrüppel. Münch. med. Wochenschr. 1915. Nr. 27.

81. — Zur Behandlung der motorischen Aphasie. Arch. f. Psych. 1915. Nr. 1.

82. **Funke**, Deckung von großen Schädeldefekten mittels Zelluloidplatte. Zentralbl. f. Chir. 1915. Nr. 16.

83. **Garré**, Aus dem Kriegstagebuch eines beratenden Chirurgen. Bruns Beitr. **103**, 8. 1916.

84. **Gebele**, Über Schußverletzungen des Gehirns. Bruns Beitr. **97**, 123. 1915.

85. **Gerstmann**, Sensibilitätsstörungen . . . bei Hirnrindenläsionen nach Schädelschußverletzungen. Wien. med. Wochenschr. 1915. Nr. 26.

86. **Geßner**, Verletzungen des Gehirns und Rückenmarks. (Ref. Deutsche med. Wochenschrift 1915. 782.)

87. **Goebel**, Disk. Chir.-Kongreß Brüssel 1915. Bruns Beitr. **96**, 478. 1915.

88. **Goetjes**, Über Gehirnverletzungen durch Granatsplitter. Münch. med. Wochenschr. 1915. Nr. 26. 897.

89. **Goldstein**, Beobachtungen an Schußverletzungen des Gehirns und Rückenmarks. Deutsche med. Wochenschr. 1915. 215 u. 250.

90. — Der cerebellare Symptomenkomplex usw. Münch. med. Wochenschr. 1915. Nr. 42. 1439.

91. — Über die Behandlung von Gehirnverletzungen. (Ref. Münch. med. Wochenschr. 1916. 834.)

92. **Grune**, Behandlung der Hirn- und Bauchschüsse. Deutsche med. Wochenschr. 1917. Nr. 5. 139.

93. **Grünwald**, Schußverletzungen der pneumatischen Schädelhöhlen. Münch. med. Wochenschr. 1915. Nr. 24. 823.

94. **Guépin**, Gehirnverletzung mit erheblichem Substanzverlust. (Ref. Münch. med. Wochenschr. 1916. 207.)

95. **Guleke**, Über Prognos und Therapie der Schädelschüsse. Münch. med. Wochenschrift 1915. Nr. 29.

96. — Über Schädelschüsse. Referat auf der Heidelberger Chir.-Tagung 1916. Bruns Beitr. **98**, 565. 1916.

97. Guleke, Über Epilepsie nach Schädelschüssen und ihre Behandlung. (Ref. Deutsche med. Wochenschr. 1916. 1274.)

97a. Guleke und Dietlen, Kriegschirurgischer Röntgenatlas. Springer 1917.

98. v. Haberer, Beitrag zu den Schädelverletzungen im Kriege. Wien. klin. Wochenschrift 1914. Nr. 49 u. 50.

99. Haenel, Disk. Brüsseler Chir.-Kongreß 1915.

100. Hagedorn, Ein Jahr Kriegschirurgie im Heimatlazarett. Deutsche Zeitschr. f. Chir. 135.

101. Hammerschlag, Fall von Schädelschuß. Münch. med. Wochenschr. 1915. 340.

102. Hammesfahr, 2 Fälle von Gehirnschüssen. (Ref. Deutsche med. Wochenschr. 1915. 575.)

103. Hancken, Prognose und Behandlung der Schädelschüsse. Münch. med. Wochenschrift 1914. 2420.

104. Hartmann, Übungsschulen für Gehirnkrüppel. Münch. med. Wochenschr. 1915. 769 und 1916. 413.

105. Hayward, Beitrag zur Klinik der Schädelschüsse nach den Erfahrungen im Heimatlazarett. Berl. klin. Wochenschr. 1915. Nr. 46 u. 47.

106. — Anzeigen und Erfolge der chirurgischen Behandlung der Schädel- und Gehirnverletzungen des Krieges. Zeitschr. f. d. ges. Neurol. u. Psych. R. XII u. XIII.

107. Heidenhain, Disk. Heidelberger Chir.-Tagung 1916. Bruns Beitr. 98, 588. 1916.

108. Heilig und Sick, Über Schußverletzungen des Gehirns. (Ref. Münch. med. Wochenschrift 1915. 172.)

109. Heineke, Behandlung der Kopfschüsse. Münch. med. Wochenschr. 1915. 39.

110. Henschen, Subaponeurotische Deckung großer Schädeldefekte mit gewölbten Hornschalen. Bruns Beitr. 99. 1916.

111. Herzog, Tangentialschuß des Scheitelbeins. (Ref. Deutsche med. Wochenschr. 1915. 1175.)

112. Hölscher, Über die Behandlung von Kopfschüssen. Berl. klin. Wochenschr. 1916. Nr. 45.

113. Hoffmann, E., Über die Deckung von Schädeldefekten. Deutsche med. Wochenschrift 1916. Nr. 26. 783.

114. Hofmann, Zur Technik der Schädelplastik. Bruns Beitr. 98, 604. 1916.

115. — Über die Behandlung des Hirnprolapses mit künstlicher Höhensonne. Münch. med. Wochenschr. 1916. 1797.

116. Hosemann, Schädeltrauma und Lumbalpunktion. Deutsche med. Wochenschr. 1914. Nr. 35.

117. — Die chirurgische Frühbehandlung der Schädelschüsse. Deutsche med. Wochenschrift 1915. Nr. 21.

118. — Disk. Brüsseler Chir.-Kongreß 1915.

119. Hotz, Über Kriegsverletzungen des Nervensystems. Münch. med. Wochenschr. 1914. 2219.

120. — Über Schädelplastik. Referat auf d. Heidelberger Chir.-Tagung 1916. Bruns Beitr. 98, 592. 1916.

121. Hübotter, 7 Fälle von Hirnabszeß. (Ref. Deutsche med. Wochenschr. 1915. 237.)

122. Hufschmid, Prinzipielle operative Wundversorgung selbst kleinster Kopfwunden. Münch. med. Wochenschr. 1917. Nr. 6. 201.

123. Jeger, Primäre Faszienplastik bei Schußverletzungen der Dura. Bruns Beitr. 97, 418. 1915.

124. Jolly, Traumatische Epilepsie nach Schädelschuß. Münch. med. Wochenschr. 1916. 1430.

125. Joseph, Einige Erfahrungen über Schädelschüsse usw. Münch. med. Wochenschr. 1915. Nr. 35. 1197.

126. Kaerger, Erste chirurgische Versorgung der Kopfschüsse im Feldlazarett. Münch. med. Wochenschr. 1916. 292 und Berlin 1916. Mittler & Sohn.

127. Kafka, Demonstration eines Hirnschusses. (Ref. Deutsche med. Wochenschr. 1915. 1354.)

128. Kahle, Die Anwendung autogener Rippentransplantation bei Schädeldefekten. (Ref. Münch. med. Wochenschr. 1916. 16.)

129. Kalb, Erfahrungen mit Schußverletzungen des Schädels im Heimatlazarett. Münch. med. Wochenschr. 1916. 1604.
130. Kalkhof, Operierte Schädelschüsse. Therapeut. Monatshefte 1915, Aug.
131. Kappis, Deckung von Schädeldefekten. Zentralbl. f. Chir. 1915. Nr. 51.
132. Karplus, Ungewöhnliche cerebrale Erkrankung nach Schrapnellverletzung. Neurol. Zentralbl. 1915. Nr. 13.
133. Kayser, Erfahrungen des Feldlazaretts 6 des VI. A. K. Deutsche med. Wochenschr. 1915. Nr. 15. 434.
134. Kiliani, Schädelgranatsplittersteckschuß. 2 Splitter bei einem Einschußloch. Münch. med. Wochenschr. 1916. 1642.
135. Kirchenberger, Zur Frage der Schädelschüsse. Münch. med. Wochenschr. 1916. 139.
136. Klapp, Die Behandlung der Hirnabszesse mit besonderer Berücksichtigung des Hirnödems. Münch. med. Wochenschr. 1916. 1734.
137. Kleist, Disk. Chir.-Kongreß Brüssel 1915.
138. Klieneberger, Über Schädelschüsse. Deutsche med. Wochenschr. 1916. Nr. 11. 309.
139. Kohlmeyer, Kopfschuß. Hemianopsia duplex. (Ref. Zentralbl. f. Chir. 1915. 219.)
140. König, Fritz, Über Schädelschüsse. (Ref. Münch. med. Wochenschr. 1916. 501.)
141. — Disk. Heidelberger Chir.-Tagung 1916. Bruns Beitr. **98**, 584. 1916.
142. Krause, Fedor, Disk. 2. Kriegschir.-Tagung Berlin 1916. Bruns Beitr. **100**, 109. 1916.
143. Kredel, Intracerebrale Pneumatocele nach Schußverletzungen. Zentralbl. f. Chir. 1915. 649.
144. Kreuter, Über Gehirnschüsse. Münch. med. Wochenschr. 1914. 2282.
145. Kroh, Schädel-Gehirnschüsse. (Ref. Münch. med. Wochenschr. 1915. 969.)
146. Krüger, Über Schädelplastiken. (Ref. Münch. med. Wochenschr. 1916. 870.)
147. v. Kryger, Über Schädelschüsse. (Ref. Münch. med. Wochenschr. 1914. 2282.)
148. Kümmell, Disk. Chir.-Kongreß Brüssel 1915. Bruns Beitr. **96**. 1915.
149. Küttner, Die freie Autoplastik vom Schädel selbst zur Deckung von Schädeldefekten. Deutsche med. Wochenschr. 1916. Nr. 12.
150. Laewen, Einige Beobachtungen über Schädelschußverletzungen im Feldlazarett. Münch. med. Wochenschr. 1915. Nr. 17. 589.
151. Langemak, Zur Deckung von Schädeldefekten. Deutsche med. Wochenschr. 1916. Nr. 28.
152. Ledderhose, Operative Deckung von Schädelknochendefekten. (Ref. Deutsche med. Wochenschr. 1915. 1381.)
153. Lewandowsky, Erfahrungen über die Behandlung nervenverletzter und nervenkranker Soldaten. Deutsche med. Wochenschr. 1915. 1565.
154. Lexer, E., Großer Schädeldefekt, durch freie Knochentransplantation vollständig gedeckt. (Ref. Münch. med. Wochenschr. 1916. 979.)
155. — Disk. Heidelberger Chir.-Tagung 1916. Bruns Beitr. **98**, 607. 1916.
156. Lilienfeld, Über Tangentialschußverletzungen der Scheitelbeingegend. (Ref. Münch. med. Wochenschr. 1915. 123.)
157. Longard, Über Tangentialschüsse des Schädels. Deutsche med. Wochenschr. 1914. Nr. 50.
158. Mac Lean, Über Schädelschüsse. Münch. med. Wochenschr. 1915. 338.
159. Manasse, Die Therapie des Hirnabszesses. Münch. med. Wochenschr. 1915. Nr. 43.
160. — Über Kopfschüsse. Straßburger med. Zeitung 1915. Heft 4.
161. Marburg und Ranzi, Spätabszesse nach Schußverletzungen des Gehirns. Neurol. Zentralbl. 1915. Nr. 15.
162. Maresch, Über Schädelschüsse. Wien. klin. Wochenschr. 1915. Nr. 38.
163. Matti, Einfache Projektion der Gehirnzentren auf die Schädeloberfläche ohne Kraniometer. Münch. med. Wochenschr. 1915. Nr. 25.
164. — Ergebnisse der bisherigen kriegschirurgischen Erfahrungen. Schußverletzungen des Gehirns. Deutsche med. Wochenschr. 1916. 665 u. 695.
165. Mayer und Mollenhauer, Über Gehirnverletzungen. Deutsche med. Wochenschr. 1915. 873. (Ref.)
166. Mönckeberg, Path.-anat. Beobachtungen aus Reservelazaretten. Münch. med. Wochenschr. 1915. Nr. 2.

167. **Muck**, Gestaltsveränderungen einer Hirnwunde, durch Kopfdrehung hervorgerufen. Münch. med. Wochenschr. 1915. Nr. 25. 845.
168. **Müller**, Emil, Kopfstreifschuß. Motor.-amnest. Aphasie. Trepanation. Heilung. Münch. med. Wochenschr. 1916. 370.
169. — Fritz, Zur operativen Behandlung der Schädelschüsse. Bruns Beitr. **100**, 73. 1916.
170. — Paul, Deckung von Schädeldefekten aus dem Sternum. Zentralbl. f. Chir. 1915. Nr. 23.
171. — — Beitrag zur Diagnostik und Therapie der Schußverletzungen des Gehirnschädels. Bruns Beitr. **97**, 103. 1915.
172. — **Robert**, Fall von Hirnabszeß. (Ref. Münch. med. Wochenschr. 1915. 375.)
173. — W. B., Verletzungen des Gehirns und deren chirurgische Behandlung. Arch. f. klin. Chir. **107**, 138. 1916.
174. **Münch**, Über Kopfschüsse. Münch. med. Wochenschr. 1916. 1098.
175. **Mutschenbacher**, Sehstörungen bei Schädelverletzungen. Deutsche med. Wochenschrift 1916. Nr. 48.
176. **Nauwerck**, Zur Kenntnis des chron.-traumat. Hirnabszesses. Münch. med. Wochenschrift 1917. 109.
177. **Nieden**, Die freie Knochenplastik zum Ersatz von knöchernen Defekten des Schädels mit und ohne gleichzeitigen Duraersatz. Arch. f. klin. Chir. **108**, Heft 2. 1916.
178. **Nieny**, Beitrag zur Frage der Schädel- und Duraplastik. Zentralbl. f. Chir. 1917. 119.
179. **Noehte**, Über Streifschüsse an der Schädelkapsel. Deutsche med. Wochenschr. 1915. Nr. 8. 217.
180. **Nonne**, Schußverletzungen des Cerebrum. (Ref. Münch. med. Wochenschr. 1914. 2382.)
181. **Oehlecker**, Geheilte Schädelschüsse. Deutsche med. Wochenschr. 1915. 874.
182. — Deckung von Knochendefekten am Schädel. Münch. med. Wochenschr. 1916. 1524.
183. **Oehler**, Tangential-Schädelschüsse und ihre Behandlung. Münch. med. Wochenschr. 1914. 2287.
184. **Oppenheim**, Ergebnisse der kriegsneurolog. Forschung usw. Berl. klin. Wochenschrift 1915. Nr. 45. 1154.
185. — Über Kriegsverletzungen des peripheren und zentralen Nervensystems. Zeitschr. f. ärztl. Fortbildung 1915. Nr. 4.
186. **Orth**, O., Zur Behandlung des Hirnprolaps nach Schädeldefekten. Med. Klin. 1915. Nr. 1. 10.
187. **Passow**, Disk. Chir.-Kongreß. Brüssel 1915. Bruns Beitr. **96**. 1915.
188. — Über Späterkrankungen nach Schädelverletzungen. Med. Klin. 1916. Nr. 1.
189. — Disk. Heidelberger Chir.-Tagung 1916. Bruns Beitr. **98**. 1916.
190. — Über Luftansammlungen im Schädelinneren. Beitr. von Passow und Schaeffer. 8, 257. 1916.
191. **Payr**, Disk. Chir.-Kongreß. Brüssel 1915. Bruns Beitr. **96**. 1915.
192. — Erfahrungen über Schädelschüsse. Jahreskurse f. ärztl. Fortbildung. München, J. F. Lehmann, 1915. Heft 12.
193. — Disk. 2. Kriegschir.-Tagung. Berlin 1916. Bruns Beitr. **100**, 105. 1916.
193a. **Payr**, Meningitis serosa bei und nach Schädelverletzungen. Med. Klin. 1916. 841 und 869.
193b. — Holundermarkröhren zur Drainage von Hirnabszessen. Deutsche med. Wochenschr. 1917. 481.
194. **Peiser**, Unsere Schienenverbände im Felde. Münch. med. Wochenschr. 1915. Nr. 23. 791.
195. **Pelz**, Tangentialer Schädelschuß. (Ref. Deutsche med. Wochenschr. 1915. 842.)
196. **Perthes**, Schonende Entfernung von Knochensplittern und Fremdkörpern bei Schädelschüssen und Hirnabszessen. Münch. med. Wochenschr. 1915. Nr. 49. 1706.
197. — Disk. Heidelberger Chir.-Tagung 1916. Bruns Beitr. **98**, 584 u. 597. 1916.
198. **Peters**, Gehirnschüsse. (Deutsche med. Wochenschr. 1915. 330.)
199. **Poppelreuter**, Erfahrungen und Anregungen zu einer Kopfschußinvalidenfürsorge. Neuwied u. Leipzig 1915, Heusers Verlag.
200. — Über psychische Ausfallserscheinungen nach Hirnverletzungen. Münch. med. Wochenschr. 1915. Nr. 14. 489.

201. Pribram, Erfolge und Mißerfolge bei der operativen Behandlung der Schädelschüsse. Wien. klin. Wochenschr. 1915. 1025.
202. — Zur Therapie der Schädelschüsse. Wien. klin. Wochenschr. 1916. 1267 u. 1431.
203. Ranzi, Primäre Okklusion der Schußwunde durch Naht. Wien. klin. Wochenschr. 1915. Nr. 21.
204. — und Marburg, Erfahrungen über die Behandlung von Hirnschüssen. Wien. klin. Wochenschr. 1914. Nr. 46.
205. Reich, Über Schädelschüsse. Münch. med. Wochenschr. 1914. 2176.
206. — Über Schädelplastik bei Schädelschußverletzten. Bruns Beitr. 98, 599. 1916.
207. Reichard und Moses, Ein interessanter Fall von Kopfschuß. Münch. med. Wochenschrift 1915. 1792.
208. Rehn (jun.), Disk. Chir.-Kongreß. Brüssel 1915. Bruns Beitr. 96, 1915.
209. Reznicek, Einseitige multiple Hirnnervenverletzungen. Neurol. Zentralbl. 1915. Nr. 11.
210. Riedel, Schädelschuß mit eigentümlicher Flüssigkeitsbewegung im Kopf. Münch. med. Wochenschr. 1915. Nr. 14. 478.
211. Riese, Disk. Chir.-Kongreß. Brüssel 1915. Bruns Beitr. 96. 1915.
212. Ritter, Zur Stillung der Blutung bei Sinusverletzungen. Zentralbl. f. Chir. 1916. Nr 47.
213. Roemheld, Über homolaterale Hemiplegien nach Kopfverletzungen. Münch. med. Wochenschr. 1915. Nr. 17. 600.
214. Röper, Zur Prognose der Hirnschüsse. Münch. med. Wochenschr. 1917. Nr. 4. 121.
215. Röpke, Disk. Brüsseler Chir.-Kongreß. 1915. Bruns Beitr. 96. 1915.
216. Rosenfeld, Über psychische Störungen bei Schußverletzungen beider Frontallappen. Arch. f. Psych. u. Nervenkrankh. 57, Heft 1.
217. Rosenstein, Operierter Gehirnschuß. (Ref. Deutsche med. Wochenschr. 1915. 391.)
218. Rößle, Schrapnellsteckschuß des Gehirns. (Ref. Münch. med. Wochenschr. 1916. 645.)
219. v. Rothe, Chirurgie im Kriegslazarett. Bruns Beitr. 96, 181. 1915.
220. Rothfuchs, Operative Methode bei Tangentialschüssen des Schädeldaches. Deutsche med. Wochenschr. 1915. 1534.
221. Rothmann, Schußverletzungen des Stirnhirns. Münch. med. Wochenschr. 1914. 2330.
222. — Die Hirnphysiologie im Dienste des Krieges. Berl. klin. Wochenschr. 1915. Nr. 14. 338.
223. Rotter, Assistenz bei Trepanationen. Münch. med. Wochenschr. 1916. 218.
224. Rübsamen, Zur Behandlung der Schädeltangentialschüsse. Münch. med. Wochenschrift 1916. 1605.
225. Rühl, Zur Deckung von Schädeldefekten. Münch. med. Wochenschr. 1916. 585.
226. Rülf, Astereognosie nach Schädelverletzung. Deutsche med. Wochenschr. 1915. 875.
227. Rychlik, Gasabszeß des Gehirns. Münch. med. Wochenschr. 1916. 1713.
228. Rydygier von Ruediger, Über Wundbehandlung in den Kriegsspitälern. Wien. klin. Wochenschr. 1915. 665.
229. Sauer, Welche Erfolge hat die operative Behandlung dre Tangentialschüsse des Schädels. Berl. klin. Wochenschr. 1915. Nr. 18.
230. Schäfer, Schädelschußverletzungen. (Ref. Deutsche med. Wochenschr. 1915. 59.)
231. Schlange, Chirurgische Beobachtungen und Erfahrungen im Felde. Münch. med. Wochenschr. 1914. Nr. 44. 2193.
232. Schlesinger, Hochgradige retrograde Amnesie nach Gehirnverletzungen. Münch. med. Wochenschr. 1916. 18.
233. Schmidt, G. B., Disk. Heidelberger Chir.-Tagung 1916. Bruns Beitr. 98, 604. 1916.
234. Schmieden, Kriegsärztl. Abend. Lille. Dez. 1914. Münch. med. Wochenschr. 1915. 39.
235. Schüller, Über die Röntgenuntersuchungen von Kriegsverletzungen des Kopfes. Wien. med. Wochenschr. 1916. Nr. 19/20.
236. Seidel, Über Verletzungen und Erkrankungen der Nase und ihrer Nebenhöhlen im Kriege und ihre Behandlung. Münch. med. Wochenschr. 1915. 825.
237. Selter, Schußverletzungen des Kopfes. Granatsplitter im Gehirn. (Ref. Deutsche med. Wochenschr. 1915. 59.)
238. Seubert, Über die Deckung von Schädelknochenlücken nach Schußverletzungen. Münch. med. Wochenschr. 1917. 263.

239. **Sick**, Zur Diagnose und Therapie der Schädel- und Gehirnschüsse. Unterscheidung der Tangentialschüsse. Münch. med. Wochenschr. 1915. 1371.
240. **Simon**, H., Der Schädelschuß. Berlin 1916, Springer.
241. **Singer**, Soll man Steckschüsse des Schädels operieren? Wien. klin. Wochenschr. 1916. Nr. 28.
242. **Sittig**, Streifschuß des Schädels in der Scheitelgegend. (Ref. Münch. med. Wochenschrift 1915. 1728.)
243. **Spielmeyer**, Traumatische Epilepsie nach Hirnschußverletzung. Münch. med. Wochenschr. 1915. Nr. 10. 342.
244. **Steinthal**, Hirnabszesse nach Kopfschüssen. Bruns Beitr. **98**. 1916.
245. — Disk. 2. Kriegschir.-Tagung. Berlin 1916. Bruns Beitr. **100**, 107. 1916.
246. **Stern**, Beobachtungen bei Schußverletzungen des Gehirns. Deutsche med. Wochenschrift 1915. 1067.
247. **Stich**, Disk. Kriegsärztl. Abend. Lille, Dez. 1914. (Ref. Münch. med. Wochenschr. 1915. 39.)
248. **Stieda**, Chir.-Kongreß. Brüssel 1915. Disk. Bruns Beitr. **96**. 1915.
249. **Streißler**, Duraplastik bei Rinnenschuß am Schädel. Münch. med. Wochenschr. 1915. Nr. 43. 1477.
250. **Sultan**, Meine bisherigen Erfahrungen über die Verwendung von Riesenmagneten behufs Extraktion von Geschoßsplittern. Deutsche med. Wochenschr. 1916. Nr. 24. 717.
251. — Über Zystenbildung im Gehirn nach Schußverletzungen. Deutsche med. Wochenschrift 1916. Nr. 25. 745.
252. **Syring**, Zur Behandlung der Schädelschüsse im Felde. Münch. med. Wochenschr. 1915. Nr. 17. 592.
253. **v. Szily**, Zur Kenntnis der Augenhintergrundsveränderungen nach Schädelverwundung. Deutsche med. Wochenschr. 1915. Nr. 34. 1008.
254. **Szubinsky**, Darf die Durawunde der Schädelschüsse primär plastisch gedeckt werden? Deutsche med. Wochenschr. 1916. Nr. 37 u. 38.
255. **Thiemann**, Schädelschüsse. Münch. med. Wochenschr. 1915. Nr. 17 u. 18.
256. — und **Bauer**, Schädelschüsse im Röntgenbild. Fortschritte auf d. Gebiet der Röntgenstrahlen. **23**, Heft 6. 1916.
257. **Tietze**, Zur Extraktion von Granatsplittern durch den Elektromagneten. Zentralbl. f. Chir. 1915. 129.
258. — und **Korbsch**, Zum Kapitel der Gasphlegmone. Deutsche med. Wochenschr. 1915. 340.
259. **Tilmann**, Über Schädelschüsse. Referat auf d. Chir.-Kongreß Brüssel 1915. Bruns Beitr. **96**. 454. 1915.
260. — Disk. 2. Kriegschir.-Tagung. Berlin 1916. Bruns Beitr. **100**, 119. 1916.
261. — Zur Erkennung von Spätfolgen nach Schädelschüssen. Deutsche med. Wochenschrift 1916. Nr. 12.
262. **Trnka**, Bemerkenswerter Fall von eitriger Meningitis. (Ref. Zentralbl. f. Chir. 1915. 793.)
263. **Uffenorde**, Zur Behandlung der Kopfschüsse. Deutsche med. Wochenschr. 1915. Nr. 22. 662.
264. **Uhthoff**, Hemianopische Gesichtsfeldstörungen nach Schädelschüssen. Klin. Monatsbl. f. Augenheilk., Juli-Aug. 1915.
265. **Ullmann**, 2 Fälle von Kopfschuß. Münch. med. Wochenschr. 1916. 468.
266. **Zur Verth** und **Scheele**, Über Signalpistolenschüsse usw. Deutsche Zeitschr. f. Chir. **132**, 394. 1915.
267. **Vollbrecht**, Disk. Chir.-Kongreß. Brüssel 1915. Bruns Beitr. **96**. 1915.
268. — Schädelschußverletzungen. (Ref. Münch. med. Wochenschr. 1915. 102.)
269. **Weber**, Funktionelle ataktische Sprachstörungen bei Schädeltangentialschüssen. (Ref. Münch. med. Wochenschr. 1916. 499.)
270. **Westermann**, Zur Methodik der Deckung von Schädeldefekten. Zentralbl. f. Chir. 1916. 113.
271. **Wexberg**, Indirekte Gehirnverletzung durch Schädelschuß. Wien. klin. Wochenschrift 1916. Nr. 14. 418.

272. **Wieting**, Leitsätze für die Behandlung der Steckschüsse. Deutsche med. Wochenschrift 1917. Nr. 12. 353.
273. **Wilms**, Schädelschüsse. ~(Ref. Deutsche med. Wochenschr. 1915. 1563.)
274. — Richtlinien in der Behandlung der Schädeltangentialschüsse. Münch. med. Wochenschr. 1915. 1437.
275. — Disk. Heidelberger Chir.-Tagung 1916. Bruns Beitr. **98**, 579. 1916.
276. — Behandlung der Kopfschüsse. Münch. med. Wochenschr. 1916. 93.
277. — Hautquetsche bei Trepanationen. Münch. med. Wochenschr. 1916. 661.
278. **Witzel**, Die Encephalolyse bei traumatischer Epilepsie und Cephalalgie. Münch. med. Wochenschr. 1915. Nr. 43. 1478.
279. — Die Schädelfistel und der Gehirnabszeß nach Schußverletzung. Münch. med. Wochenschr. 1916. 209.
280. **Wodarz**, Zur Kasuistik der intrakraniellen Pneumatocele. Münch. med. Wochenschrift 1915. Nr. 28. 968.
281. **Wohlwill**, Aphasische Störungen infolge von Kopfschüssen. (Ref. Deutsche med. Wochenschr. 1915. 603.)
282. **Wolff**, Schädelschuß durch Infanteriegeschoß. (Ref. Deutsche med. Wochenschr. 1915. 1055.)
283. — O., Zur Technik der Müller-Königschen Schädelplastik. Münch. med. Wochenschrift 1916. 223.
284. **Zange**, Gehirntangentialschuß des Schädels mit Hirnabszeß usw. (Ref. Deutsche med. Wochenschr. 1915. 151.)
285. — Die organischen Schädigungen des nervösen Ohrapparates im Kriege. (Ref. Deutsche med. Wochenschr. 1915. 994.)

Einteilung der Schädelschüsse.

Die Einteilung der Schädelschüsse kann von den verschiedensten Gesichtspunkten aus vorgenommen werden. Ihrer verschiedenen Bedeutung nach sind zunächst die Schußverletzungen des Hirnschädels von denen des Gesichtsschädels zu trennen. Nur die erste dieser beiden Gruppen soll uns im weiteren beschäftigen.

Eine Einteilung der Schädelschüsse nach der Art des verletzenden Geschosses (Infanterie-Geschoß, Schrapnell, Granatsplitter, Minen- und Handgranatsplitter, Fliegerbomben) hat für den Praktiker wenig Befriedigendes, da die Frage nach dem verletzenden Projektil in vielen Fällen nicht nur bei der ersten Untersuchung, sondern dauernd unbeantwortet bleibt (Tangentialschüsse!) und die Geschoßwirkung nicht ohne weiteres von der Geschoßart, sondern von einer ganzen Reihe weiterer Faktoren (Durchschlagskraft, Entfernung, Kaliber, Auftreffwinkel usw.) abhängt.

Unter Zugrundelegung der anatomischen Verhältnisse werden Weichteil-, Knochen- und Hirnschüsse unterschieden. Diese Einteilung hat ihre volle Berechtigung, da bei derselben auch die klinische Bedeutung der einzelnen Verletzungsarten zum Ausdruck kommt. Eine Trennung der einzelnen Gruppen ist aber praktisch nicht durchführbar, da durch die Schußwirkung fast immer auch die benachbarten Teile in Mitleidenschaft gezogen werden. Dem entspricht die große Zahl von Untergruppen, die in vielfach wechselnder Weise von den einzelnen Autoren aufgestellt werden.

Den praktischen Anforderungen scheint am meisten die Einteilung zu entsprechen, der der Verletzungsmechanismus, (Richtung, Art und Intensität des Auftreffens des Geschosses) zugrunde gelegt ist. Sie hat die allgemeinste Verbreitung gefunden.

Danach unterscheidet man:

     1. Streif- und Prellschüsse.
     2. Tangentialschüsse.
     3. Segmentalschüsse.
     4. Durchschüsse (Diametralschüsse).
     5. Steckschüsse.

1. Streif- und Prellschüsse.

Die leichteste Form des Schädelschusses stellen die Weichteilstreifschüsse dar. Bei denselben wird die Oberfläche des Schädels von dem Geschoß in tangentialer Richtung eben gestreift oder bei etwas tieferem Auftreffen durchbohrt, und es entsteht entweder ein rundlicher oder länglicher oberflächlicher Hautdefekt, oder ein Wundkanal mit Ein- und Ausschuß. Entsprechend der Wölbung kann ein solcher Schußkanal, wenn der Knochen nicht mitbetroffen sein soll, nur eine begrenzte Länge haben.

Schon der Umstand, daß die den Hirnschädel deckende Weichteilschicht, mit Ausnahme seiner basalen Teile, im allgemeinen kaum 1 cm dick ist, weist darauf hin, daß der unter dieser dünnen Weichteildecke liegende Knochen und das Gehirn bei derartigen Verletzungen infolge der starken Durchschlagskraft und infolge des sehr erheblichen Seitenstoßes der modernen Geschosse, durch den nach Perthes sogar an dicken Röhrenknochen indirekte Frakturen erzeugt werden können, ohne daß der Knochen selbst vom Geschoß berührt wird, in vielen Fällen mitbeteiligt sein muß. Eine Ausnahme machen nur kleine Geschoßsplitter und matt auftreffende Projektile. Daß derartig Verletzte zunächst nur ganz vorübergehende Störungen darbieten und sich nach kurzer Zeit völlig wohl und leistungsfähig fühlen, darf nicht irre führen. Eine genaue Untersuchung und der spätere Verlauf, wie er sich bei Nachuntersuchungen nach Jahr und Tag darbietet, zeigt immer wieder, wie ungeheuer oft sich hinter solchen scheinbar harmlosen Weichteilstreifschüssen schwerere Verletzungen verstecken, die nur zu leicht übersehen werden.

Das Intaktsein der Lamina externa der Schädelknochen — das muß ausdrücklich hervorgehoben werden — beweist noch nichts für die Unversehrtheit der Knocheninnenfläche und der angrenzenden Hirnteile. Ganz abgesehen davon, daß schwere Kommotionen auch bei völlig intaktem Knochen zustande kommen können, zeigt die tägliche Erfahrung grob wahrnehmbare Läsionen an der Schädelinnenfläche, den Hirnhäuten und und der Hirnoberfläche auch dann, wenn die Tabula externa völlig unverändert erscheint.

In der Regel findet sich dabei unter der scheinbar unversehrten oder periostentblößten, etwas rauhen, manchmal schwärzlich gesprenkelten Tabula externa ein dunkelrotes oder blauschwarzes Hämatom in der Diploe und dahinter eine Depression der Tabula interna, die in erheblicher Ausdehnung eingedrückt und gesprungen oder auseinandergesplittert sein kann. Supra- und vor allem subdurale Blutungen sind dabei regelmäßige Begleiterscheinungen, ganz gleich, ob die Dura durch die Knochensplitter angerissen ist oder nicht. Bei einem erheblichen Teil der Fälle ist auch die Hirnoberfläche so gequetscht, daß Hirnbrei mit dem Blut des subduralen Hämatoms sich mischt (Beobach-

tungen von Payr, Albrecht, Fritz König, Guleke, v. Haberer u. a.),
bei anderen Fällen sind die Splitter der Tabula interna so stark auseinander-
gesprengt, daß sie in das Gehirn selbst eindringen. Zur Erzeugung von schweren
Läsionen der Hirnoberfläche ist aber nicht einmal eine Fraktur der Tabula interna
notwendig: supra- und subdurale Hämatome ohne Knochenverletzung nach Weich-
teilschüssen sind von Hotz, Stich, Hayward, Noehte beobachtet worden.

Die Beurteilung der Schwere solcher Fälle in frischem Zustande ist dabei
viel schwieriger, als bei den Fällen, bei denen eine Fraktur oder auch nur ein
Sprung in der Tabula externa nachweisbar ist: denn für diese Fälle kann man
mit Brandes als Regel aufstellen, daß bei Verletzung der Tabula externa
immer auch die Interna — und zwar in schwererer Weise als die Externa —
betroffen ist.

Das Röntgenbild kann allerdings alle diagnostischen Schwierigkeiten
beheben, indem es die Depression oder die in das Gehirn zerstreuten Splitter
aufdeckt. Vgl. Abb. 1, Tafel I. Leider ist ein Röntgenbild bei der ersten
Wundversorgung aber nur ganz ausnahmsweise zu haben und versagt mitunter, indem es kleinere Splitter nicht sichtbar werden oder die Fraktur-
stelle infolge ungünstiger Projektionsverhältnisse nicht deutlich hervor-
treten läßt.

Ähnlich liegen die Verhältnisse bei den Prellschüssen. Bei diesen
trifft das matte Geschoß mehr oder weniger senkrecht auf den Schädel auf.
Je nach der ihm noch innewohnenden Durchschlagskraft ruft es eine einfache
Quetschung an den Weichteilen der Schädeloberfläche hervor, durchdringt
es die Weichteile und prallt am Knochen ab, ohne ihn zu beschädigen, oder
es bricht auch noch den Knochen ein und fällt dann, nach Erschöpfung seiner
lebendigen Kraft, aus der Einschußöffnung wieder heraus. Solche Verletzungen
haben äußerlich ganz das Aussehen von Steckschüssen. Sie werden wohl am
häufigsten durch die runden, mit nur geringer Durchschlagskraft begabten
Schrapnellkugeln hervorgerufen, wobei, wie Payr erwähnt, nicht selten die
Kugel sich halbiert, so daß die eine Hälfte wieder zur Wunde herausfällt, die
andere am oder im Knochen liegen bleibt, ja selbst ins Hirn vordringt und so
zum Steckgeschoß wird.

Es ist klar, daß die Wirkung einer Prellung am Schädel, je nach der Größe
des Geschosses und je nach seiner Durchschlagskraft eine verschiedene sein muß,
und daß alle Übergänge vom einfachen Weichteilschuß bis zur Depressions-
ja selbst Impressionsfraktur miteinander abwechseln. Bei Läsion des Knochens
ist die Tabula externa entweder in begrenzter Ausdehnung gegen die Interna
eingedellt — manchmal gerade eben für den darübergleitenden geübten Finger
fühlbar, manchmal so tief eingedrückt, daß die Tabula interna dadurch weit
gegen das Schädelinnere vorgetrieben wird —, oder der Knochen ist in größerer
Ausdehnung eingebrochen, und zeigt ausgedehnte Risse und Sprünge nach allen
Richtungen. Die Läsion der darunter liegenden Hirnpartien ist dementsprechend
auch eine verschieden schwere; supra- und subdurale und intrazerebrale Blutungen, auch oberflächliche Zertrümmerung des Gehirns sind häufig, und
daß Knochensplitter — auch beim Prellschuß! — so stark zersprengt werden
können, daß sie bis in den Ventrikel fliegen, beweist der Fall von Kroh.

Aus dem Gesagten ergibt sich, daß fast alle Streif- und Prellschüsse
des Schädels, die zu einer Verletzung des Knochens geführt haben,

auch mit nachweisbaren Verletzungen des Gehirns einhergehen. Neben der schon erwähnten herdförmigen Quetschung oder Zertrümmerung des Gehirns am Orte der angreifenden Gewalt, bei der häufig punktförmige oder auch ausgedehnte Blutungen die befallenen Partien und ihre Umgebung durchsetzen, finden sich weitab von hier, häufig an der entgegengesetzten Seite des Schädels, ähnliche Läsionen, die auf den Konterkoup oder auf ausgedehnte Sprünge im Schädel zurückzuführen sind. Durch das Aufschlagen des Schädels beim Hinstürzen des Verwundeten können übrigens sekundär schwere Hirnstörungen zustande kommen. Die Zerreißung größerer Gefäße, besonders der Art. meningea media, führt manchmal zu ausgedehnten Hämatomen, die das bekannte Bild schnell zunehmenden Hirndruckes nach freiem Intervall darbieten. Nach Tilmann kommen diese Blutungen allerdings schnell zum Stehen, da infolge der Zerreißung der Gefäßwand die Intima sich zusammenrollt und das Gefäßloch thrombosiert. Nach Payr finden sich nicht selten auch in den Ventrikelwänden, in der Umgebung des Aquaeductus Sylvii, und am Boden des 4. Ventrikels kleinere und größere Blutungsherde, die durch das Anschlagen der in plötzliche heftige Bewegung versetzten Zerebrospinalflüssigkeit entstanden sind.

Entsprechend den verschiedenartigen schädigenden Momenten, die auf das Gehirn einwirken (Erschütterung, Quetschung, Zertrümmerung, Blutung, Raumbeengung, Reaktionsvorgänge) sind auch die von seiten des Gehirnes auftretenden Folgeerscheinungen bei den Streif- und Prellschüssen mannigfach und vieldeutig. Gleich nach der Verletzung beobachtet man fast immer die Erscheinungen einer Commotio cerebri in mehr oder minder schwerem Grade. Daß eine anfängliche Bewußtseinsstörung bei erheblicherer Schußwirkung ganz fehlt, kommt zwar vor, ist aber selten. Bei schwererer Quetschung des Gehirns kann ein langdauerndes Koma auftreten, das bei größeren Blutungen mit allgemeinen Hirndruckerscheinungen einhergehen oder in den Zustand des Hirndrucks übergehen kann. Nach von Szily ist gerade bei Depressionsfrakturen der Tabula interna mit Hirndruckerscheinungen die Stauungspapille häufig, doch bildet sie sich nach Payrs Beobachtungen erst ziemlich spät, nach Tagen, aus.

Aus der Schwere der Allgemeinerscheinungen von seiten des Gehirns läßt sich, wenigstens bei der ersten Beurteilung des Falles, kein sicherer Rückschluß auf die Art der Hirnverletzung, ja nicht einmal auf die Beteiligung oder Nichtbeteiligung des Gehirns an der Verletzung ziehen. Denn nicht selten verschwinden schwere zerebrale Störungen nach kurzer Zeit von selbst, ohne Spuren zu hinterlassen, und in anderen Fällen stehen die anfänglichen leichten Erscheinungen nicht im Einklang mit den schweren Schädigungen, die bei späteren Operationen aufgedeckt werden. Diagnostisch am wertvollsten sind die Lähmungen, doch auch sie sind mit Vorsicht zu beurteilen (Fritz König). Zudem treten sie nur bei Verletzung bestimmter Hirnregionen auf (Schläfen- und Scheitelgegend, Hinterhauptsregion). Ihre Prognose ist übrigens, worauf Tilmann hinweist, bei den Streif- und Prellschüssen mit Hirnläsion ohne Zerreißung der Dura ungünstig. Günstiger ist die Prognose der spastischen Lähmungen, die bei oberflächlichen Verletzungen des Schädels, bei denen das Gehirn nicht direkt lädiert ist, auftreten. Sie gehen nach Goldstein bald zurück, hinterlassen aber noch lange Zeit einen positiven Babinski, der für die

Differentialdiagnose gegenüber rein funktionell-nervösen Erscheinungen von Wichtigkeit ist.

Aus dem Gesagten folgt, daß Streif- und Prellschüsse nicht ohne weiteres leicht genommen werden dürfen, sondern daß derartig Verletzte auf das Genaueste zu untersuchen sind. Die richtige Diagnose kann bei diesen „leichten" Fällen viel schwieriger sein, als bei manchem scheinbar komplizierten Hirnschuß.

Das Hauptaugenmerk in dieser Beziehung ist auf eine peinlich sorgfältige Revision der äußeren Wunde bei der ersten ärztlichen Untersuchung zu richten — ganz gleich, ob der eigentliche operative Eingriff sofort oder erst später vorgenommen werden soll. Dabei genügt es nicht, daß die Wunden besichtigt werden und ihre Umgebung abgetastet wird, denn die Wundränder legen sich wenigstens in ihren tieferen Teilen häufig fest aneinander und es kommt zu einer frühzeitigen Verklebung, so daß die Knochenoberfläche dem Auge nicht mehr ohne weiteres zugängig ist. Verschiebungen der Weichteilschichten gegeneinander und gegen den darunter liegenden Knochen tragen weiter dazu bei, eine etwaige Knochenverletzung zu verdecken. Es muß daher — wie das ja auch für die Friedenspraxis gilt — verlangt werden, daß bei jeder Schußverletzung der Kopfschwarte die Wunde so weit erweitert wird, daß die Knochenoberfläche zu übersehen ist. Bei länglichen Wunden genügt dazu sehr häufig das Einsetzen von scharfen Wundhaken, mit denen die Wundränder auseinandergezogen und klaffend gegen die Unterlage so lange verschoben werden, bis man durch den Riß im Periost den Knochen zu Gesicht bekommt oder im Zweifelsfalle den Knochen durch Inzision in das Periost sich zu Gesicht gebracht hat. Bei Prellschüssen mit kleiner, runder Schußöffnung ist dazu eine Inzision, oder viel besser die Exzision der Wunde, die bei frischen Schußverletzungen des Schädels stets vorgenommen werden soll, erforderlich. Es muß auf diese Weise schon bei der ersten Untersuchung festgestellt werden, ob die Tabula externa des Knochens intakt oder gesprungen resp. eingedrückt ist, weil diese Frage an der Hand der frischen Wunde viel leichter zu beantworten ist, als im späteren Verlauf, und weil davon die ganze Beurteilung des Falles, sowohl bezüglich der Schwere der Verletzung, als auch bezüglich seiner weiteren Behandlung abhängt.

Findet man den Knochen intakt, so wartet man, bei Fehlen schwerer Erscheinungen von seiten des Gehirns (Lähmungen, Koma, Hirndruck) ab und eröffnet den Schädel nur beim Auftreten solcher Symptome. Daß manche Chirurgen auf einem radikaleren Standpunkt stehen, beweist das Vorgehen Heinekes, der den Schädel bei Prellschüssen stets aufmacht, weil sich dabei sehr oft Depressionen finden. Ich glaube mit Perthes, Sauer u. a., daß man selbst bei Fällen mit sicherer Depression, die keine schweren zerebralen Erscheinungen darbieten, schonender für den Patienten verfährt, wenn man erst sekundär, nach Abheilung der äußeren Wunde, die Eröffnung des Schädels und Hebung der deprimierten Stücke, ev. unter Reimplantation derselben, vornimmt zu einer Zeit, wo man unter sicher aseptischen Wundverhältnissen arbeiten kann. Mir scheint es wichtig hierauf hinzuweisen, weil sich bei derartigen Depressionen viel häufiger als gewöhnlich angenommen wird, auch unter intakter Dura Hämatome und Hirnzertrümmerungsherde finden (Fritz König, Payr, Guleke, Krause, Reichard und Moses, Fr. Müller u. a.), die eine Entleerung durch Punktion oder Inzision erfordern. Daß dabei das Bestehen der frischen

Wunde die Infektionsgefahr für das Gehirn anßerordentlich steigert und die definitive Wundversorgung (inklusive Deckung des Defektes) in einer Sitzung meist unmöglich macht, liegt auf der Hand.

Die Verhältnisse liegen anders, wenn schwere Hirnsymptome bestehen, längere Zeit (tagelang) andauern, Druckerscheinungen auftreten oder zunehmen, die äußere Wunde stark infiziert ist, oder die Tabula externa Sprünge und Depressionen aufweist, die auf schwerere Zertrümmerungen der Tabula interna schließen lassen. Hier muß unbedingt aufgemacht, das Gehirn entlastet und einem ev. Weiterkriechen der Infektion Einhalt geboten werden.

Wo Splitterungen oder stärkere Verschiebungen der Knochenstücke stattgefunden haben, ist das Vordringen durch den Knochen auf die Hirnoberfläche mittels Elevatorien, Knochenhaken oder der Luerschen Knochenzange sehr einfach. Finden sich in der Tabula externa nur feine Sprünge oder so geringe Impressionen, daß das Einführen von Instrumenten zwischen die Knochenränder nicht gelingt, so helfen einige leichte flache Meißelschläge, die auch die Ausdehnung der Läsion im Knochen erkennen lassen, nach („Meißeldiagnostik" — P a y r) oder man legt noch schonender 1 oder 2 Bohrlöcher mit einer breiten Fräse an (P a s s o w, P a y r). Man findet dann in der Diploe blau verfärbte Stellen, Blutkoagula und darunter die dislozierten Knochensplitter der Lamina interna, die in solcher Ausdehnung gehoben resp. entfernt werden müssen, bis ein unter den Knochenrand geschobenes Elevatorium nach allen Seiten hin glatt über die Innenwand des Schädels gleitet. Sind weitgehende Fissuren vorhanden, so ist es nicht notwendig, dieselben weithin aufzumeißeln, wenn die Dura darunter unverletzt ist (F. K r a u s e). Die Größe der bei diesen Eingriffen anzulegenden Knochenöffnungen hängt natürlich von der Ausdehnung der Verletzung ab. Besonders bei intakter Dura ist eine gewisse Zurückhaltung in dieser Beziehung am Platze.

Von größter Wichtigkeit ist der Befund, den die Dura unter der Verletzungsstelle darbietet. Man soll ja nicht annehmen, daß bei geringer Knochenläsion und unversehrter Dura keine erheblichen Störungen an der Hirnoberfläche zu erwarten sind! Die schlechte Pulsation, die vermehrte Spannung zeigen den erhöhten Hirndruck an, subdurale Blutergüsse schimmern blaurot durch die Hirnhaut durch. K r a u s e rät, bei intakter Dura zunächst abzuwarten und ev. sekundär zu inzidieren. P a y r empfiehlt die Punktion des Hämatoms, und wenn mit dem Punktat Hirnbrei zutage gefördert wird, die Inzision der Dura. Ich bin infolge der wiederholten Erfahrung, daß sich die Punktion bei solchen Fällen als ungenügend erwies und nach kurzer Zeit die Inzision doch notwendig wurde, dazu übergegangen, gar nicht erst zu punktieren, sondern in solchen Fällen die Dura gleich zu inzidieren. Die daraufhin hervorquellenden dicken Koagel zeigen immer wieder, daß durch die Punktion eine genügende Entlastung meist gar nicht erzielt werden kann. Glaubt man der Asepsis sicher zu sein, so wird bei frischen Fällen die Dura wieder genäht, bei älteren Fällen und ausgedehnteren Zertrümmerungsherden eine Fettplastik nach L e x e r ausgeführt. Bei infizierten Wunden wird die Hirnwunde locker mit Gaze bedeckt.

Neben der Versorgung der Verletzungsstelle kann bei Streif- und Prellschüssen auch das Auftreten von Hirndruckerscheinungen zu einem Eingreifen nötigen. Wo dieselben durch Zerreißung größerer Gefäße bedingt werden — in erster Linie kommt dafür die Art. meningea media in Betracht — muß das

Gefäß aufgesucht und unterbunden werden. Die Ansichten darüber, ob die Meningeablutungen nach Schußverletzungen eine wichtigere Rolle spielen oder nicht, gehen recht erheblich auseinander. Für ihre Unterbindung schafft die Methode der subtemporalen Dekompressivtrepanation nach Cushing den bequemsten Zugang (Längsschnitt durch den Temporalis, starkes Auseinanderziehen seiner Fasern und Eröffnung des Schädels unterhalb dieses Muskels).

In anderen Fällen ist der Hirndruck die Folge der das Gehirn treffenden stumpfen Gewalteinwirkung (ähnlich wie das bei den Friedensverletzungen der Fall ist): akutes Hirnödem, diffuse Blutungen, Vermehrung des Liquor in den Hirnventrikeln und Subarachnoidealräumen („Meningitis serosa traumatica aseptica" — Payr) sind die unmittelbare Ursache der Drucksteigerung. Mögen auch am Orte der Verletzung keine Veränderungen vorliegen, die eine Eröffnung des Schädels an dieser Stelle notwendig machen, so muß doch für Entlastung gesorgt werden. Das einfachste Mittel dazu ist die Lumbalpunktion. Sie zeigt neben der Steigerung der Liquormenge und des Liquordruckes in der Regel anfangs auch blutige Beimengungen im Liquor. Der Erfolg der Lumbalpunktion ist meist nur ein vorübergehender und auch die wiederholte Lumbalpunktion kann sich als unzureichend erweisen, besonders wenn durch Fibrinausscheidungen ein membranartiger Abschluß des 4. Ventrikels entsteht, wie das Payr beobachtet hat. Payr empfiehlt daher, wo die Lumbalpunktion versagt, als druckentlastenden Eingriff von oft ausgezeichneter Dauerwirkung den Balkenstich nach v. Bramann (vgl. S. 181), oder die subtemporale Dekompressivtrepanation nach Cushing.

Bei älteren Fällen von Streif- und Prellschüssen des Schädels kann der Entschluß, operativ einzugreifen, recht schwer werden, wenn nicht bei der allerersten Wundrevision die Läsion des Knochens sichergestellt war. Die Palpation der Schädeldecke ist irreführend, besonders wenn zwischen Finger und Knochen eine Weichteilnarbe sich befindet. Das Fehlen einer Veränderung an der Knochenoberfläche beweist noch nicht das Fehlen innerer, selbst schwerer Läsionen. Das Röntgenbild kann versagen. Und doch spricht das Fortbestehen zerebraler Erscheinungen (Kopfschmerz, Schwindel, Druckgefühl, ev. Lähmungen, leichte psychische Störungen) im Verein mit erhöhtem Liquordruck (Tilmann) für das Vorhandensein einer schwereren Verletzung. Wenn man solche Fälle gewissenhaft untersucht und eine Zeitlang genau beobachtet, so wird man auch hier die richtige Auswahl für die Operation treffen können. Nach meinen Erfahrungen werden solche Fälle eher zu wenig als zu viel operiert. Ich habe wenigstens stets schwerere Veränderungen gefunden, als sich von vornherein erwarten ließ. Daß besonders in zweifelhaften Fällen die Operation nur von geübter Hand ausgeführt werden sollte, ist wohl selbstverständlich. Dabei verdienen die osteoplastischen Verfahren den Vorzug.

2. Tangentialschüsse.

Die Tangentialschüsse (Furchungs-, Rinnenschüsse) stellen das größte Kontingent der mit dem Leben davonkommenden Hirnschüsse. Das geht schon daraus hervor, daß die Zahlen der von den einzelnen Autoren beobachteten Fälle von Tangentialschüssen übereinstimmend viel größer sind, als von Durch- und Steckschüssen.

Aus praktischen Gesichtspunkten fassen wir unter dem Begriff der Tangentialschüsse diejenigen Schädelschußverletzungen zusammen, bei denen die Schädeloberfläche tangential von dem Projektil gestreift wird und Weichteildecke, Knochen und Hirnoberfläche aufgerissen, gewissermaßen aufgepflügt werden. Es liegt also in der Regel eine einheitliche längliche Schußwunde vor, in deren Grund das zertrümmerte Hirngewebe offen daliegt. Bei tiefer durchtretenden Tangentialschüssen kann die Weichteildecke über der Schußrinne geschlossen bleiben, also ein Ein- und ein Ausschuß vorhanden sein. Das Projektil darf nirgends mit seinem ganzen Querschnitt in das Innere der Schädelhöhle eingedrungen sein, sonst haben wir es mit einem Segmentalschuß zu tun.

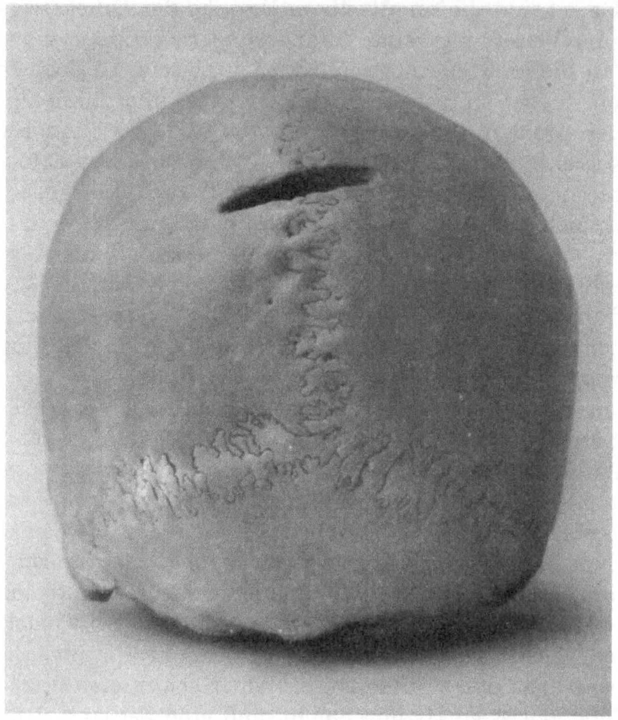

Abb. 1. Tangentialschuß der Pfeilnaht. (Aus Coenen. Bruns' Beitr. 103.)

Diese Unterscheidung ist übrigens praktisch ebensowenig in allen Fällen durchführbar, wie eine scharfe Trennung gegenüber den leichteren, oben beschriebenen Streifschüssen.

Die Wirkung der die Knochenoberfläche tangential treffenden Geschosse hängt in erster Linie von ihrer Durchschlagskraft, daneben von ihrem Einfallswinkel ab, d. h. davon, ob sie den Knochen oberflächlich oder tief streifen resp. durchbohren. Je stärker gewölbt der Schädel an der Verletzungsstelle ist, um so kürzer ist natürlich der Schußkanal, und damit der Zertrümmerungsbereich des Knochens, je flacher die Schädelwölbung, um so länger die Schußrinne. Eine besondere Form stellen die durch Infanteriegeschoß hervorgerufenen matten Fernschüsse dar, die eine glatte Rinne aus dem Knochen herauspflügen, gewöhnlich ohne weitergehende Risse und Sprünge zu verursachen. (vgl. Abb. 1)

Die Entfernung des Treffobjektes vom Orte des Abschusses beeinflußt die Durchschlagskraft in ausschlaggebender Weise: Nahschüsse rufen hochgradige ausgedehnte Zertrümmerungen des Knochens und Gehirns, Fernschüsse geringere Splitterung hervor. Bei den Fernschüssen sind die auseinandergesprengten Knochenfragmente im allgemeinen größer, sie hängen aber meist noch am Periost und bleiben infolgedessen in der Nähe liegen, bei den Nahschüssen wird der Knochen meist in eine Unmasse kleiner und kleinster Splitter zertrümmert, und diese infolge völliger Zerstörung des Periostes weithin auseinandergeschleudert. Dabei wirken zwei Kräfte in verschiedener Richtung: einesteils werden die Knochensplitter von dem Geschoß in der Schußrichtung mitgerissen, anderenteils werden sie durch den Seitenstoß des Projektils, bei den Infanteriegeschossen auch durch die diesen innewohnende rotierende Bewegung in zur Geschoßbahn senkrechter Richtung quer oder schräg in das Gehirn hineingeschleudert So entstehen ausgedehnte Zertrümmerungskegel, und unter einer anscheinend geringen äußeren Verletzung enorme Zertrümmerungsherde im Gehirn. Immer wieder macht man die Beobachtung, daß die Ausdehnung der Zerstörung zunimmt, je weiter man von der Oberfläche in die Tiefe kommt: die Lamina externa ist weniger weit zersprengt als die Interna, das Loch in der Dura größer, als der Knochenöffnung entspricht, und der Zertrümmerungsherd im Gehirn ausgedehnter als der Knochendefekt erwarten läßt. Im Gehirn findet man in der Regel große trichterförmige Zertrümmerungshöhlen, in denen zwischen vollkommenem matschem, blutig zerfallenem Hirnbrei die versprengten Knochensplitter liegen. In frischem Zustande ist die Ausdehnung dieser Hirnherde an der festeren Beschaffenheit des umgebenden nicht zertrümmerten Hirngewebes deutlich zu erkennen; schon 1—2 Tage nach der Verletzung ist dieser Unterschied aber infolge des inzwischen eingetretenen traumatischen oder entzündlichen Hirnödems nicht mehr deutlich. Neben den in der Zertrümmerungshöhle des Gehirns selbst liegenden Knochensplittern fliegen einzelne Splitter weit über diese Zone hinaus und bleiben, räumlich von der Zerfallshöhle getrennt, weit entfernt in scheinbar intakter Hirnsubstanz liegen, wo sie bei späteren Röntgenaufnahmen oder operativen Eingriffen gefunden werden. Brandes weist darauf hin, daß er bei Tangentialschüssen nie eine primäre Ventrikelverletzung beobachtet habe. Wenn auch zuzugeben ist, daß bei den lebend in die rückwärtigen Lazarette gelangenden Fällen ein solches Ereignis wohl selten ist, kommt es doch zweifellos vor, daß die Ventrikelwand indirekt durch Knochensplitter verletzt wird.

In der Regel werden also die Knochensplitter beim Tangentialschuß in das Gehirn geschleudert und wirken hier als sekundäre Geschosse. Es kommen aber auch Verletzungen dieser Art vor, bei denen weder bei der Operation, noch auch durch die Röntgenuntersuchung Splitter im Gehirn gefunden werden. Payr weist auf diese Beobachtung hin, die er auch durch Sektionsbefunde stützen konnte, und nimmt als Erklärung dafür an, daß die Knochenstücke durch eine Art Explosionswirkung infolge vermehrten Flüssigkeitsgehaltes der Schädelhöhle (Ventrikel, arachnoideale Räume) aus der Wunde herausgeschleudert werden. Ähnliches haben auch Brandes und Sick, letzterer bei den schon erwähnten glatten Rinnenschüssen, beobachtet und daher für diese Fälle einfache Tamponade ohne Erweiterung der Knochenlücke vorgeschlagen.

Eine Vorstellung davon, wie der Knochen bei den Tangentialschüssen zertrümmert wird, wie die dabei auftretenden Sprünge und Risse verlaufen, und in welcher Anordnung und Ausdehnung die in die Schädelhöhle hineingeschleuderten Knochensplitter sich im Gehirn verteilen, ermöglichen die Abbildungen auf Tafel I und II. Abb. 2—4 und 6—8 zeigen den zentralen, durch völlige Zertrümmerung des Knochens entstandenen Defekt und von hier nach allen Seiten divergierende Fissuren. Zu den radiär verlaufenden Sprüngen gesellt sic auf Abb. 4 auch ein unregelmäßig konzentrisch zirkulär verlaufender Sprung, wie er bei Durchschüssen oft beobachtet wird (v. Schjerning u. a.). Die Einsprengung der Knochensplitter in das Gehirn ist auf Abb. 5 und 7 sehr deutlich zu erkennen. Man sieht, daß die Knochensplitter ungefähr in Form eines mit der Spitze nach außen gerichteten Kegels in das Gehirn eingedrungen sind — entsprechend der zerstreuenden Wirkung des Geschoßes.

Die Schädigung, die das Gehirn durch die Tangentialschüsse erfährt, beschränkt sich nicht auf die durch die direkte Quetschung und die eingesprengten Knochensplitter erzeugten Zertrümmerungsherde. Die Erfahrung, daß die an die primäre Zerfallshöhle angrenzenden Gebiete der Hirnsubstanz eine auffallend geringe Widerstandskraft gegenüber Schädigungen verschiedenster Art (Blutung, Infektion, mechanische Läsionen) haben, daß der Zerfall von Hirnmasse die Grenzen des direkt getroffenen Bezirkes gewöhnlich weit überschreitet, und die oft sich anschließende ausgedehnte Gehirnerweichung beweisen, daß die Wirkung des mechanischen Insultes viel weiter reicht, als der ursprüngliche Zertrümmerungsherd im Gehirn annehmen läßt. Damit ist bei dem weiteren Verlauf der Fälle zu rechnen.

Es kommt sehr frühzeitig zu einem akut auftretenden Hirnödem, das zunächst nur die benachbarten Teile des Gehirns befallen, sich dann aber schnell über eine ganze Hemisphäre ausbreiten kann. Dieses Ödem ist anfangs rein traumatischer Natur, und als Reaktion auf die mechanische Läsion aufzufassen (Payr, Guleke, Wilms, Tilmann u. a.). Die Annahme, daß das akute Hirnödem bei Schädelschüssen auch zu Beginn stets entzündlicher Natur ist, halten wir nicht für richtig. Gleichzeitig mit dem Hirnödem kommt es zur Vermehrung des Liquor in den Ventrikeln und in den subarachnoidealen Räumen (Meningitis serosa traumatica — Payr). Alles zusammen führt zu einer Volumenvermehrung des Schädelinhaltes und bedingt die Neigung des Gehirnes, aus der Schädelwunde vorzuquellen, zu prolabieren. Dadurch kommt es einesteils zum Abschluß des Wundtrichters gegenüber der übrigen Hirnoberfläche, indem die Hirnhäute gegeneinander gedrückt werden und verkleben, so daß dadurch dem Übergreifen einer Infektion von der Wunde aus auf die Meningen ein Riegel vorgeschoben wird. Andererseits aber preßt sich die geschädigte Hirnpartie in den Knochendefekt und durch diesen aus der Schädelwunde heraus, so daß die oberflächlich gelegenen Teile des Zertrümmerungsherdes zusammengedrückt werden, und der Abfluß aus den tieferen Partien des Herdes oft behindert wird; dadurch werden Retentionen und infolgedessen die Gefahr einer Ausbreitung entzündlicher Vorgänge in der Tiefe des Gehirns begünstigt. Dazu kommt, daß die Entstehung einer Sekundärinfektion durch die pulsatorischen und respiratorischen Hebungen und Senkungen des an den verschmutzten infizierten Wundrändern sich vorbeidrängenden Gehirns geradezu unvermeidlich wird. Der Prolaps bedeutet also eine ernste Gefahr für seinen Träger.

Diese Gefahr ist erheblich größer, wenn der Prolaps von infektiös-entzündlichen Vorgängen im Inneren des Gehirns begleitet wird, als wenn es sich um den „einfachen" Prolaps infolge traumatischen Hirnödems handelt (s. unten).

Dieser letztere nimmt keine größeren Dimensionen an, sondern kann sich nach einiger Zeit spontan zurückbilden, die Hirnoberfläche bedeckt sich mit Granulationen und die Wunde vernarbt allmählich, wenn keine weiteren Komplikationen hinzukommen.

Anders gestaltet sich der Verlauf, wenn entzündliche Prozesse auftreten oder, richtiger, manifest werden. In diesem Fall nimmt das Hirnödem und damit der Prolaps rapid zu. Die Knochenlücke wird bald für den stetig wachsenden Hirnvorfall zu eng, so daß sie seine Basis fest einschnürt, sie einklemmt und dadurch zu Blutungen und Ernährungsstörungen im Prolaps führt, der infolgedessen meist in ausgedehntem Maße nekrotisch wird. Dadurch wird einem Umsichgreifen der Infektion in dem matschen Hirngewebe Tür und Tor geöffnet. Hinter dem zerfallenden Prolaps stauen sich Sekrete, Eiter und Zerfallsprodukte in der Zertrümmerungshöhle des Gehirns, und es kommt zur Abszeßbildung oder zur Entstehung einer rapide sich ausbreitenden progredienten Enzephalitis, die nach verschieden langer Zeit in den Ventrikel durchbricht und auf die Meningen übergreift. Je größer die Oberflächenwunde der Dura und des Gehirns, um so größer ist erfahrungsgemäß auch die Infektionsgefahr. Andererseits ist die Gefahr der Prolapseinklemmung bei kleiner Dura- und Knochenwunde weit größer, als bei weiter Öffnung. Gelingt es nicht, den infizierten Zerfallsprodukten Abfluß zu verschaffen, die Prolapseinklemmung zu beheben, so gehen die Verletzten an Hirnabszessen, progredienter Enzephalitis oder an eitriger Meningitis zugrunde.

Auf diese Komplikationen wird weiter unten noch ausführlicher eingegangen werden.

Bezüglich der die Tangentialschüsse begleitenden nervösen Erscheinungen, auf die im Rahmen dieses Referates nur kurz hingedeutet werden kann, ist zu bemerken, daß die Geringfügigkeit der Hirnerscheinungen auch bei schweren Verletzungen allgemein aufgefallen ist (Oppenheim, v. Haberer u. a.). Der anfängliche Bewußtseinsverlust ist in der Regel nur kurzdauernd. Nur bei schwereren Zertrümmerungen mit multiplen Blutungen im Gehirn hält er längere Zeit an. Die Prognose dieser Fälle ist nach Klieneberger ungünstig, doch lehrt die Erfahrung, daß Verletzte, die auch längere Zeit in tiefem Koma daliegen, sich auf die Operation hin schnell völlig erholen. Nach Läwen beruht das Fortbestehen der Bewußtseinsstörung viel weniger auf den Folgen einer Kommotion, als auf Blutungen in die Hirnsubstanz hinein. Ein ausgesprochener Druckpuls ist in der Regel nicht vorhanden (Hosemann, Frey, Eschweiler und Cords u. a.) und wo er auftritt, geht die anfängliche Verlangsamung bald in Beschleunigung des Pulses über. Viel wichtiger ist das Auftreten einer Stauungspapille (Best), die nach Mutschenbacher bei schwereren Hirnverletzungen schon 36 Stunden nach der Verletzung nachzuweisen ist, besonders regelmäßig dann, wenn sich entzündliche Vorgänge (Meningitis, Enzephalitis) hinzugesellen. Ein oder mehrmaliges Erbrechen tritt nicht selten auf, doch kommt dieser Erscheinung keine besondere Bedeutung zu. Kopfschmerzen sind häufig. Temperatursteigerungen sieht man im allgemeinen nur bei bereits eingetretener Infektion.

Neben diesen allgemeinen Hirnsymptomen kommen, je nach dem Sitz der Verletzung über der motorischen Region, über dem linken Stirn- oder Schläfenlappen oder an der Hinterhauptsgegend entsprechende Lähmungen zur Beobachtung, die weiter unten (siehe S. 161) noch besprochen werden sollen. Hier sei nur erwähnt, wie auffallend geringgradig diese Lähmungen oft im Vergleich zu der Schwere der Hirnverletzung sind, und in welch erstaunlichem Maße sie rückbildungsfähig sind. Spastische Lähmungen werden dabei, anfangs wenigstens, fast nie beobachtet; fast stets handelt es sich um schlaffe Lähmungen mit fehlenden Reflexen (Marburg und Ranzi), die erst im späteren Verlauf spastischen Charakter annehmen können. Nicht selten bestehen auch bei einseitiger Hirnverletzung doppelseitige Ausfallserscheinungen. Bei Tangentialschüssen, die die Scheitelhöhe treffen, kann die Doppelseitigkeit der Lähmungen manchmal durch die Fernwirkung des Geschosses erklärt werden. Sitzt die Verletzung aber entfernt von der Mittellinie, so muß man mit Klieneberger u. a. annehmen, daß bei Auftreten von doppelseitigen Lähmungen Schädigungen auch entfernter Hirnteile (durch multiple punktförmige Blutungen usw.) vorliegen.

Was die Behandlung der Tangentialschüsse anbelangt, so gilt heute als Grundsatz, daß jeder Tangentialschuß zu operieren ist, und zwar so früh als möglich. Diese Anschauung hatte sich schon im mandschurischen Feldzuge Bahn gebrochen, und war von Zoege, von Manteuffel, Holbeck, v. Oettingen, Schaefer, Colmers u. a. vertreten worden, ihre Richtigkeit hat sich in den Balkankriegen und im großen im jetzigen Kriege bestätigt. Der Erfolg des operativen Eingriffs bei tief komatösen Verletzten mit schweren Hirndruckerscheinungen, die nach der Operation in kurzer Zeit zum Bewußtsein gelangen, deren Lähmungen sich in überraschender Weise zurückbilden, ist in der Tat so sinnfällig, daß optimistische Chirurgen zu der Anschauung kamen, dies sei „das erfreulichste Kapitel unseres kriegschirurgischen Handelns" und „in der Gehirnchirurgie feiert die Kriegschirurgie ihre Triumphe!". Eine längere Beobachtung der Fälle hat freilich gezeigt, daß dieses Urteil irrig ist, daß die Verwundeten trotz dieser anfänglichen operativen Besserung noch vielen Komplikationen und Gefahren ausgesetzt sind, denen sie leider, selbst nach scheinbar erreichter Heilung, noch monate-, ja jahrelang nach der Verletzung erliegen können, daß die Prognose der Tangentialschüsse mit offener Hirnverletzung stets eine ernste ist. Es steht aber außer Zweifel, daß die Prognose der nichtoperierten Fälle wesentlich schlechter ist, als die der operierten.

Die Erfahrung, daß schon am Tage nach der Verletzung die vorquellenden Hirnmassen regelmäßig infiziert sind, und dadurch die Chancen des operativen Eingriffes naturgemäß wesentlich verschlechtert werden, drängt dazu, die Operation so früh wie irgend möglich auszuführen. Auch die Grenzen der eigentlichen Zertrümmerungshöhle gegenüber dem umgebenden, nicht direkt betroffenen Hirngewebe werden bald durch das frühzeitig einsetzende Hirnödem und die sich ausdehnende Hirnerweichung verwischt, und dadurch wird einerseits die Orientierung bei der Operation erschwert, andererseits eine Weiterverbreitung der Infektion infolge der Abnahme der Widerstandskraft des umgebenden Hirngewebes begünstigt. Das Auftreten eines Prolapses, in den nicht selten der Ventrikel hineingezogen wird, kompliziert den Eingriff und steigert die Gefahr einer unbeabsichtigten Ventrikeleröffnung. Am gewichtigsten spricht aber für die Frühoperation, daß nach derselben die Zahl der Komplikationen eine wesentlich geringere ist, als wenn der Eingriff erst längere Zeit nach der Verletzung vorgenommen wird. So konnte ich nachweisen, daß bei den spät operierten Fällen Hirnabszesse viermal häufiger als bei Frühoperierten auftraten. Fr. Müller sah bei seinen sekundär Operierten $2^1/_2$ mal so oft Ventrikeldurchbruch auftreten als bei den primär Operierten, und Capelle beobachtete, daß von 16 innerhalb 24 Stunden operierten Schädelschüssen nur 2 (= **12,5%**), von 20 nach 24 Stunden Operierten dagegen 14 (= **70%**) starben, und daß auch die noch übrig bleibenden 6 Fälle dieser Gruppe sämtlich manifeste Hirnabszesse durchmachten.

Es muß also gefordert werden, daß die Operation so früh wie irgend möglich vorgenommen wird (Garré u. a.). Voraussetzung ist allerdings, daß unter aseptischen Verhältnissen operiert wird, und daß der Operateur die chirurgische Technik bis zu einem gewissen Grade beherrscht. Sind auch die vorzunehmenden Eingriffe in technischer Beziehung im allgemeinen sehr einfach, so können doch unvorhergesehene Zwischenfälle, Sinusblutungen usw. plötzlich Situationen schaffen, denen der Anfänger nicht gewachsen ist. Wo irgend möglich, sollen die Operierten längere Zeit in derselben Hand bleiben und keinen Transporten ausgesetzt werden. Leider ist das in den Kriegsverhältnissen nicht immer durchführbar. Die daraus sich ergebenden Schädigungen der Verletzten haben nicht auf sich warten lassen (vgl. Kap. 9).

Die bei frischen Schußverletzungen des Schädels vorzunehmenden Eingriffe sollten nicht mit dem Namen „Trepanation" bedacht werden, da diese Bezeichnung ihnen nicht zukommt. „Débridement", Wundtoilette" (W. Müller) „blutige Revision der Wunde", „Entsplitterung" (Lexer) sind Ausdrücke, die dem Charakter des Eingriffes weit besser entsprechen. Denn wenn er auch so gründlich wie möglich sein soll, soll er doch auch so einfach wie möglich sein. Ob dabei Lokalanästhesie oder eine kurze Äthernarkose angewandt wird, ist ziemlich gleichgültig. Wenn der Patient nicht ganz klar ist, ist jedenfalls eine Äthernarkose vorzuziehen, ebenso dann, wenn die Zeit drängt. Ich habe bei einer sehr großen Zahl derartiger Eingriffe beide Verfahren ausprobiert, und kann einen wesentlichen Unterschied nicht konstatieren. Im allgemeinen verwende ich bei primären Eingriffen die Äthernarkose, bei sekundären (vor allem den Plastiken) Lokalanästhesie.

Zunächst ist in allen Fällen, nach vorhergehendem ausgiebigem Rasieren und Jodtinkturanstrich, eine Exzision der unregelmäßigen gequetschten, mit Haaren, angetrocknetem Blut und Hirnbrei verschmutzten, nie aseptischen Weichteilwundränder (inkl. Periost) vorzunehmen, so daß die tieferen Teile der Wunde bei der Operation von sauberen Rändern umgeben sind. Durch kräftiges Auseinanderziehen der Wundränder und Anlegen von einigen Umstechungen ist die Blutung leicht zu stillen. Handelt es sich um tunnelierte Tangentialschüsse, bei denen Ein- und Ausschuß nahe beisammen liegen, so sind Ein- und Ausschuß miteinander zu verbinden, damit man die zertrümmerte Strecke der Schädeloberfläche frei übersehen kann. Da bei diesen Verletzungen der Knochen im Bereich des ihn in ganzer Ausdehnung längs durchsetzenden Schußkanals stark zertrümmert ist, so daß man durch die Haut hindurch die schwappende, mit Knochentrümmern durchsetzte Hirnoberfläche durchfühlen kann, und die meist kleinen Knochensplitter in das Gehirn geschleudert werden und sich wegen der noch stehengebliebenen Weichteildecke nach außen nicht entleeren können, so ist eine breite Eröffnung unbedingt notwendig, um saubere

Wundverhältnisse zu schaffen und einer Ausbreitung der von den Enden des Schußkanales vordringenden Infektion gerade in diesen wenig zugänglichen Teilen der Wunde vorzubeugen.

Es folgt die Entfernung der in der matschen Hirnoberfläche steckenden losen Knochensplitter und der vorgequollenen zertrümmerten Hirnmassen. Letzteres geschieht durch vorsichtiges Abwischen mit Tupfern oder noch schonender durch Berieselung mit Kochsalzlösung (Enderlen, Hotz, Wilms). Die Knochenlücke ist stets so abzurunden und so ausgiebig zu erweitern, daß das Loch in der Dura allseitig noch von einem $^3/_4$—1 cm breiten, offen zutage liegenden Saum unversehrter Dura umrahmt wird. Der Nachteil, daß dadurch große Defekte in der Schädeldecke gesetzt werden, darf nicht ins Gewicht fallen, da wir heute in der Lage sind, auch große Defekte durch freie Knochenplastik ohne Schwierigkeiten zu decken, und da die Furcht, durch große Öffnungen die Prolapsgefahr zu vergrößern, wie die Erfahrung gezeigt hat, nicht ohne weiteres begründet ist. Ein gewisses Maßhalten ist allerdings auch hier am Platze, und die von mancher Seite angelegten halb- und handtellergroßen Knochenlücken kommen nur für Ausnahmefälle in Betracht. Im allgemeinen dient als Kriterium, daß man die Zertrümmerungshöhle im Gehirn bequem übersehen und austasten, und breiten Abfluß schaffen kann. Bei der großen Mehrzahl der Fälle dürften 2—3 markstückgroße Öffnungen genügen. Zur Anlegung dieser Knochenlücken ist die einfache Luersche Knochenzange mit schmal zulaufenden Branchen (nach Stille) das beste Instrument, da sie schnell und sicher und viel schonender arbeitet, als Hammer und Meißel. Die Verhämmerung des Schädels beim Meißeln ist nicht gleichgültig bei diesen Fällen, bei denen das Gehirn schon geschädigt ist, und größere Hirnabschnitte im Zerfall begriffen sind. Weithin reichende Fissuren brauchen, wenn eine breite Öffnung vorhanden ist, und besonders wenn die Dura unter den Fissuren intakt ist, nicht erweitert und verfolgt zu werden.

Schon während der Erweiterung der Knochenlücke quillt häufig mit Knochensplittern und Blutkoageln gemischter Hirnbrei aus der Tiefe hervor und das bis dahin sichtbar unter Druck stehende Gehirn sinkt zurück und beginnt wieder ausgiebig zu pulsieren. Bei anderen Fällen tritt das erst ein, wenn die Öffnung in der Dura erweitert wird, tiefer sitzende Knochensplitter extrahiert werden, oder der behandschuhte Finger vorsichtig in die Tiefe dringt. Die Regelmäßigkeit, mit der nun plötzlich aus der Tiefe zertrümmerte Hirnmassen, Knochensplitter, nicht selten auch Eiter unter Druck geradezu hervorsprudeln, die offensichtliche Entlastung, die man dem Gehirn verschafft, beweisen immer wieder von neuem, wie notwendig und nutzbringend ein solcher Eingriff ist, wie notwendig es ist, in solchen Fällen den gestauten Zerfallsmassen Abfluß zu verschaffen. Da das Abfließen derselben aufhört, wenn der Druck im Schädelinneren entsprechend gesunken ist, so bleibt stets ein Teil der Zerfallsmassen und Knochensplitter im Gehirn zurück, wenn nicht nachgeholfen wird. Die möglichst gründliche Entfernung aller Knochensplitter muß aber gefordert werden, da sich immer wieder zeigt, daß Knochensplitter im Gehirn zwar einheilen und anscheinend dauernd ohne Schaden ertragen werden können, daß das aber nur relativ selten geschieht und eine große Zahl der späteren Komplikationen, vor allen Dingen die Abszesse, auf liegengebliebene Knochensplitter zurückzuführen sind. Die Splittersuche soll bei aller Gründlichkeit schonend vorgenommen werden, da das Gehirn, wie schon erwähnt, nach Schußverletzungen weit über den eigentlichen Zertrümmerungsherd hinaus in seiner Lebensfähigkeit und Widerstandskraft geschädigt ist, und auf Läsionen jeder Art leicht mit progredienter Enzephalitis antwortet. Um schwerere mechanische Läsionen zu vermeiden, empfehlen daher Enderlen, Wilms und Hotz die Zerfallshöhle mit physiologischer Kochsalzlösung, selbstverständlich ohne stärkeren Druck, auszuspülen.

Payr empfiehlt zum Aufsuchen von Splittern die Benutzung einer feinen Metallborste, wie sie für die Kanülen der Rekordspritzen gebraucht werden. Er konnte mit dieser „feinsten Sonde“ auch kleine Knochensplitter sehr deutlich tasten und sie dann mit einer ganz feinen spitzen Pinzette herausholen. Die Benutzung einer gewöhnlichen Knopfsonde widerrät auch er als zu gefährlich. Mit der überwiegenden Mehrzahl der Autoren habe ich stets den behandschuhten Finger benutzt, der meines Erachtens durch kein Instrument ersetzt werden kann, da er deutlich die Ausdehnung des Zerfallsherdes erkennen läßt, so daß man nicht Gefahr läuft, gesundes Nachbargewebe zu verletzen und zu infizieren, und da er die Anwesenheit und Lage etwaiger Knochensplitter am sichersten anzeigt. Ein einmaliges vorsichtiges Einführen des Fingers und ev. ruhiges Liegenlassen derselben, bis der getastete Splitter entfernt ist, genügt zu diesem Zweck, brüske Bewegungen und langes Suchen sind vom Übel, da dadurch leicht eine fortschreitende Malazie oder eine Verbreitung der Infektion hervorgerufen wird. Den behandschuhten Finger mit Gaze zu umwickeln, damit kleine Splitter daran haften bleiben (Stieda), halte ich nicht für nötig, sondern wegen der vermehrten mechanischen Läsion für nicht ganz unbedenklich.

Dagegen scheint mir die Anwendung des von Perthes empfohlenen Splitterfängers recht zweckmäßig (ein schmaler Streifen eben biegsamen Metallblechs wird 3 cm von seinem einen Ende so abgebogen, daß das kurze Stück sich der Tastfläche des Zeigefingers unter Freibleiben der Fingerspitze bequem anlegt. Dann wird der Metallstreifen durch ein Gummibändchen gegen die Beugeseite des Zeigefingers so fixiert, daß eine Zange entsteht, deren eine Branche vom Finger selbst, die andere vom Metallstreifen gebildet wird. Mittels dieser „Fingerzange“ lassen sich die Splitter, die dabei dem Gefühl direkt zugänglich sind, leicht und sicher entfernen).

Nicht selten beobachtet man beim Zurückziehen des Fingers, daß von neuem gestauter Hirnbrei nachfließt, ein Zeichen, daß das Hirngewebe nur zu leicht sich oberflächlich zusammenschließt, und in der Tiefe eine Retention entstehen läßt.

Über die Grenzen der Zerfallshöhle hinaus nach einzelnen versprengten Knochensplittern zu suchen, halte ich mit Payr für zu gefährlich. Man weiß dabei nie genau, welchen Schaden man damit anrichtet (Ventrikeleröffnung, Zerstörung wichtiger Zentren und Bahnen, Infektion, Blutung!), andererseits können gerade solche getrennt von der Zerfallshöhle liegende, also von ihr aus auch schwerer infizierbare Knochensplitter glatt und folgenlos einheilen.

Ist die Zertrümmerungshöhle im Gehirn sauber, ist der „letzte“ Knochensplitter entfernt, so beobachtet man häufig, daß das nun wieder gut pulsierende Hirn in das Niveau der übrigen Hirnoberfläche zurücksinkt (Tilmann, Frey und Selye), und daß die Höhle im Gehirn die Neigung hat, sofort zusammenzufallen und sich zu schließen. Die Frage, ob man das begünstigen oder ob man auch weiterhin für Abfluß aus der Zerfallshöhle sorgen soll, wird ganz verschieden beantwortet und in neuseter Zeit unter der Bezeichnung: „offene oder geschlossene Behandlung" lebhaft diskutiert.

Die Anhänger der „offenen" Wundbehandlung der Schädelschüsse, zu der sich Enderlen, Payr, König, Tilmann, Passow, Eiselsberg, Fraenkel, Ranzi, Pribram, Allers, Verf. und die überwiegende Mehrzahl der Chirurgen bekennen, halten es für notwendig, nach der operativen Säuberung der Wundhöhle dafür zu sorgen, daß die Zerfallsprodukte, Sekrete, Eiter usw. auch weiterhin Abfluß haben, und daß das Auftreten von Retentionen im Hirngewebe verhindert wird. Die Retention ist hier besonders zu fürchten, weil einesteils das Hirngewebe, zumal nach der schweren, auch fernhinwirkenden Schädigung durch das Geschoß wenig widerstandsfähig gegen Infektionen ist, andererseits Abszesse und die progrediente Enzephalitis, der Durchbruch in den Ventrikel und das Übergreifen auf die Meningen sich ganz unmerklich vorbereiten und entwickeln können, und oft erst dann deutlich erkennbar werden, wenn es zu spät ist. Da nun nach allgemeiner Erfahrung, die Wunden schon sehr regelmäßig frühzeitig infiziert sind, und da es immer fraglich bleibt, ob es uns bei der Reinigung der Wunde gelungen ist, alles infektiöse Material herauszuschaffen, so erscheint es nur folgerichtig, wenn man solche Wunden offen hält, drainiert. Eine ideale Methode der Drainage für das Gehirn besitzen wir zur Zeit allerdings nicht, daher wird in recht verschiedener Weise vorgegangen. Eine Reihe von Autoren, so Payr, Passow, v. Eiselsberg, Tilmann, Bockenheimer u. a., bedecken die Hirnwunde nur lose mit lockerer Gaze. Burckhardt, Landois, Manasse, Blumenthal treten dafür ein, die Hirnhöhle sorgfältig auszutamponieren. Während Manasse die Tampons täglich wechselt, läßt Landois sie neuerdings 2—4 Wochen liegen (meines Erachtens ein nur bei nicht schwer infizierten Fällen durchführbares Verfahren). Da die Tampons schnell aufquellen und dann nicht mehr ableiten, sondern verstopfen, und da ihre Entfernung ohne Läsion des Hirngewebes, ihre Wiedereinführung in exakter Weise kaum durchführbar ist, so habe ich stets weiche Gummidrains benutzt, die bis in den Grund der Zerfallshöhle eingeführt wurden. Retentionen habe ich dabei im allgemeinen — auch bei zahlreichen Sektionen — nicht beobachtet. Allerdings kann ein starr fixiertes Drain zweifellos die Gefahr der Drucknekrose und der Ventrikelperforation bedingen, besonders dann, wenn das Gehirn prolabiert und das Drain sich nicht mit dem Gehirn mitbewegen kann. Eine so feste Fixation des Drains an die Haut, wie sie Wilms empfiehlt (durch kreuzförmig an die Haut angenähten Eisendraht), halte ich daher für gefährlich. Aus ähnlichem Grunde sind Glasdrains zu vermeiden. Ein sehr schonendes Material schien Bárány in dem übrigens schon früher benutzten Guttapercha gefunden zu haben, das er anfangs in Form der Zigarettendrains anwandte, später in Form eines einfachen schmalen, in die Hirnhöhle eingeschobenen Streifens. Leider hat sich auch dieses Material nicht bewährt (Engelhardt u. a.), so daß auch Bárány selbst davon wieder abgekommen zu sein scheint. Neuerdings empfiehlt Payr zur Drainage von Hirnabszessen ausgehöhlte Holundermarkröhren, die sehr leicht und stark hygroskopisch sind und in sich das Prinzip der Röhren- und Kapillardrainage vereinigen.

Der weitere Verlauf mit seinen mannigfachen Komplikationen, vor allem dem häufigen Auftreten von Hirnabszessen, weist immer wieder darauf hin, wie groß die Gefahr einer zu frühen oberflächlichen Heilung der Wunde ist, während in der Tiefe noch Entzündungs- und Zerfallsprodukte liegen bleiben. Die Neigung dazu ist groß, da die Weichteildecken des Schädels eine große Heilungstendenz haben, während das Hirngewebe selbst sich nicht regeneriert, und Defekte im Hirn nur langsam durch bindegewebige Narben, die das umgebende Hirngewebe oft mit großer Kraft heranziehen, überbrückt werden. Dadurch erklärt sich die Häufigkeit von restierenden Erweichungshöhlen, Zysten- und Abszeßbildungen. Wenn man also „offen" behandelt, so soll die Wunde möglichst lange durch Tamponade offen gehalten werden, und wenn man drainiert, soll das Drain nicht zu früh entfernt werden. Die Wirkung der Drainage kann nach v. Eiselsberg dadurch erhöht werden, daß man die Schädelwunde möglichst tief lagert, damit die Wundsekrete ohne Schwierigkeiten herausfließen können. Burckhardt weist im Gegensatz dazu darauf hin, daß Fistelgänge, Abszeßhöhlen, speziell Liquorfisteln oft besser klaffen wenn man das Hirn zurücksinken läßt, den Patienten also auf die der Wunde gegenüberliegende Seite legt, während bei Tieflagerung der Wunde solche Gänge nicht selten zugepreßt werden. Bei frischen Verletzungen, wo das Hirnödem und die Prolapsneigung mitspielt, halte ich Burckhardts Anschauung für häufig zutreffend, bei älteren Fisteln und Abszeßgängen habe ich mich aber wiederholt von der guten Wirkung der Tieflagerung überzeugen können.

Gegenüber diesen Behandlungsprinzipien wird von den Anhängern der „geschlossenen" Behandlungsmethode der Schädelschüsse, die die frischen Wunden, nach operativer Reinigung der Wundhöhle und Entfernung der Knochensplitter, durch Naht völlig verschließen, geltend gemacht, daß bei der offenen Behandlung die durch die Friedenspraxis erhärtete Erfahrung völlig außer acht gelassen wird, daß (operative) Hirnwunden bei völligem Schluß der Wunde unvergleichlich viel bessere Heilresultate ergeben, als bei teilweisem Offenlassen und Tamponade der Wunde. Schon wenige Monate nach Beginn des Krieges traten Schmieden, Franz und Stich für die Naht der Schädelschußwunden ein, und in der Folgezeit ist Bárány besonders als Vorkämpfer dieser Methode hervorgetreten.

Bárány gibt zwar zu, daß jede Schußwunde als „theoretisch primär infiziert" zu betrachten sei. Diese primäre Infektion spiele aber praktisch keine Rolle, da die Gewebe, sofern sie nur in ihrer Widerstandskraft nicht geschädigt werden, mit den geringen Mengen des eingedrungenen infektiösen Materiales fertig werden. Demnach sei der Schußkanal „praktisch als steril anzusehen". Dagegen kommt der Sekundärinfektion nach Bárány bei der Vereiterung der Schädelschußwunden die Hauptrolle zu. Jede offenen Wunde infiziere sich in kurzer Zeit, und während sonst die Granulationsbildung einen Schutz gegen diese Sekundärinfektion bilde, fehle dieser Schutz bei Hirnwunden, entsprechend der langsamen Entstehung von Granulationen im Hirngewebe. Dazu kommt, daß die Bedingungen für das Eindringen einer Sekundärinfektion in die Hirnwunde ganz besonders günstig sind, da das Hirn nach der Verletzung oder nach der Operation regelmäßig vorfalle, und dadurch mit den infizierten äußeren Wundrändern nicht nur in Beziehung komme, sondern infolge der pulsatorischen und respiratorischen Volumenschwankungen dauernd an denselben hin und her reibe. Es sei daher ganz unmöglich, bei offener Hirnwunde eine Sekundärinfektion fern zu halten.

Diese Anschauung werde zunächst durch die Friedenserfahrungen bestätigt, sie werde aber weiter gestützt durch die Beobachtung, daß Hirnschüsse mit kleiner äußerer Wunde viel besser heilen, als solche mit weit klaffenden Duraöffnungen. So sah Bárány eine ganze Reihe einfacher Durchschüsse ohne Operation zur Heilung gelangen, während seine Erfahrungen mit der offenen Behandlung wenig erfreuliche waren (von 39 offen behandelten Schädelschüssen Báránys starben 30 an Enzephalitis und Meningitis und nur 9 — von denen übrigens 8 Hirnabszesse durchgemacht hatten! — wurden geheilt). Ebenso sah Bárány zwei Segmentalschüsse an sekundärer Infektion vom operativ breit eröffneten Ausschuß aus zugrunde gehen, während der unberührt gebliebene Einschuß und der Schußkanal vom Einschuß an bis über die Mittellinie glatt geheilt waren.

Bárány entschloß sich daher, den Versuch zu machen, durch primäre Naht der Wunde das geschädigte Hirngewebe unter günstigere, physiologischere Bedingungen zu setzen und jede Sekundärinfektion fern zu halten. Die Wundränder wurden in der üblichen Weise „wie ein Tumor" im Gesunden exzidiert, die Wundhöhlen von Zerfallsmassen und besonders sorgfältig von Knochensplittern gereinigt und darüber die äußere Wunde durch Naht geschlossen. Bei größeren Defekten der Dura hat Jeger, der Mitarbeiter Báránys mehrfach eine Faszienplastik ausgeführt, ein Verfahren, das übrigens schon 1914 von Hotz für Fälle mit voraussichtlich aseptischem Verlauf empfohlen wurde. Auf Jegers Rat hat Bárány auch auf jede Drainage oder Tamponade verzichtet und die Wunde völlig zugenäht. Die mit diesem Verfahren erzielten Resultate sind in der Tat bestechend. Von 13 Operierten sind 4 am Tage nach der Operation an den unmittelbaren Folgen der Verletzung (Blutung und ausgedehnte Zertrümmerung des Gehirns) gestorben, alle übrigen sind dagegen ohne jede Störung geheilt (bis zu 155 Tagen beobachtet). Bárány erklärt sich diesen günstigen Verlauf damit, daß neben der Verhütung der Sekundärinfektion ein normaler oder gesteigerter Innendruck in der Schädelhöhle hergestellt werde; dadurch werde jede freie Sekretansammlung verhindert, und die Resorption und Vernichtung der Bakterien, die durch die reichliche Blutversorgung des Gehirns besonders gefördert werde, ermöglicht. Infolgedessen komme die primäre Infektion gar nicht erst zur Entwicklung.

Es ist klar, daß diese Resultate Aufsehen erregen, und neben mancherlei Kritik auch zur Nachprüfung anregen mußten. Soweit ich die Literatur übersehe, berichtet aber nur Kaerger über günstige Erfahrungen mit der völlig geschlossenen Behandlung der Schädelschüsse. Kaerger hat 14 schwere Fälle (4 Steckschüsse, 4 Tangentialschüsse, 5 Segmental- und 1 Basisschuß) primär genäht und alle 14 ohne Störung heilen sehen. Auf die Erfahrungen Pribrams komme ich noch zurück. Alle übrigen Autoren, die die Anwendung der offenen Tamponade aufgaben, nehmen einen mehr vermittelnden Standpunkt ein, indem sie die Wunde zwar fast völlig vernähten, einen oberflächlichen Tampon aber doch einführten. Rübsamen berichtet über 10 derartige Fälle, bei denen er die Wunde schloß, aber einen dünnen Jodoformgazestreifen in einen Wundwinkel der Haut einführte; stets Heilung ohne Eiterung. Szubinski machte bei 5 Fällen mit Erfolg eine Duraplastik durch loses Auflegen eines Faszienoder gestielten Periostlappens, führte darüber einen Tampon ein und nähte die Haut bis auf die Öffnung für den Tampon zu. Florschütz vermeidet die Tamponade der Hirnwunde, führte aber in jeden Winkel der im übrigen vernähten Wunde je einen mit Perubalsam getränkten Tampon ein. Ein ähnlicher Effekt wird bei den verschiedenen, von Bockenheimer, Boerner, Rothfuchs, Frey, Sauer, Orth u. a. empfohlenen Methoden der plastischen Deckung der Wunden mit Hautperiostlappen erzielt, bei denen die Wunde bis auf eine kleine Drainageöffnung geschlossen, der Tampon nur oberflächlich unter den Lappen eingeführt wird. (Diese plastischen Methoden sollten allerdings in erster Linie dazu dienen, das Auftreten von Prolapsen zu verhindern.)

Bei der Bedeutnng, die der Frage der Wundversorgung bei den Schädelschüssen zukommt, muß auch im Rahmen dieses Referates kurz dazu Stellung genommen werden. Zunächst ist den Anhängern der geschlossenen Behandlungsmethode unbedingt zuzugeben, daß die primäre Naht bei Hirnwunden das überlegene Verfahren ist, wenn die Wunden nicht infiziert sind. Das trifft aber für die Schußverletzungen des Gehirns nicht zu, da sie, wie die allgemeine Erfahrung lehrt, wohl stets primär infiziert sind. Gelänge es nun, operativ regelmäßig und mit Sicherheit das infizierte und infektiöse Material aus der Zertrümmerungshöhle im Gehirn herauszuschaffen, so wäre die Naht das Idealverfahren, da sie — auch darin ist den Anhängern der Naht beizupflichten — den sichersten Schutz gegen die Sekundärinfektion und alle sonstigen sekundären Schädigungen des Gehirns darstellt, der uns zu Gebote steht. Bei Fällen, bei denen primär nicht viel infektiöses Material in die Tiefe gelangt ist, ist es wohl möglich, die Infektionsträger bei der Operation zu entfernen und hier unter fester Naht einen glatten Verlauf zu erzielen, wenn so früh operiert wird, daß ein Umsichgreifen der Infektion noch nicht stattgefunden hat. Woran soll das aber erkannt werden, wenn wir nicht einmal die Sicherheit haben, daß bei der Reinigung der Wunde alle gröberen Knochensplitter entfernt worden sind? Gewiß kann die Dauer der Zeit zwischen stattgehabter Verletzung und Wundrevision einen gewissen Anhaltspunkt in dieser Beziehung bilden. Aber irgend eine Sicherheit kann sie nicht geben, da die Art und Virulenz der in die Wunde gelangten Bakterien und die Art der Wundverhältnisse mitbestimmend sind und da die operative Reinigung der Wundhöhle aus naheliegenden Gründen im Gehirn nie so gründlich durchgeführt werden kann, daß nicht doch Reste infektiösen. Materials zurückgeblieben sein können. Bárány glaubt nun, daß solche von der primären Infektion herrührende Reste vom Gehirn überwunden werden, wenn nur jede Sekundärinfektion ferngehalten und das Gehirn unter möglichst „normale physiologische" Verhältnisse gebracht wird. Es ist ihm zuzugeben, daß durch die Naht die von außen in das Hirn gelangenden Schädigungen ausgeschaltet werden, und daß somit das Gehirn im Kampf gegen die primäre Infektion weniger gestört wird, als bei der offenen Behandlung. Ist dann diese primäre Infektion (oder ihre nach der Operation zurückgebliebenen Reste) geringfügig und milde, so kann sie überwunden und eine glatte Heilung, oder wenigstens der Übergang in den Zustand der „ruhenden Infektion" erzielt werden. Den Beweis dafür liefern die „geheilten" Fälle Báránys und Kaergers. Ist bei ihnen die Beobachtungsdauer von längstens 155 Tagen auch nicht ausreichend, um das Vorhandensein langsam sich entwickelnder Abszesse und Erweichungsprozesse auszuschließen, so zeigen sie doch übereinstimmend einen überraschend glatten reaktionslosen Wundheilungsverlauf.

Anders liegen aber die Verhältnisse, wenn nach der Wundreinigung reichliches Infektionsmaterial, reichlich virulente Keime zurückbleiben, und wenn das Gehirn — trotz aller günstigen Bedingungen — nicht mit der Infektion fertig wird. Durch die Absperrung des Sekretabflusses, durch Stagnation der den günstigsten Nährboden abgebenden Zerfallsmassen, durch den Druck der geschlossenen Haut gegen den nach Ausdehnung strebenden Prolaps muß — entgegen Báránys Anschauung — die Ausbreitung der Infektion begünstigt, das Gehirn in seinen Abwehrmaßnahmen behindert werden. Daß bei diesen Fällen durch die Naht geschadet wird, darüber braucht nicht diskutiert zu werden.

Wenn die von Bárány und Kaerger erzielten glänzenden Resultate damit im Widerspruch zu stehen scheinen, so läßt sich doch leicht nachweisen, daß dieser Widerspruch nur ein scheinbarer ist. Denn Bárány, der unter den hierfür besonders günstigen Verhältnissen der eingeschlossenen Festung Przemysl arbeitete, konnte seine Fälle — mit einer einzigen Ausnahme, die wohl einen Zufallserfolg darstellt — innerhalb 6—8 Stunden nach der Verletzung operieren. Kaerger war hierin noch glücklicher, da ihm seine Fälle schon 1—2 Stunden nach der Verletzung zugingen. Auch die gut verlaufenen Fälle von Florschütz und Rübsam wurden „wenige" Stunden nach der Verletzung oder innerhalb der ersten 24 Stunden operiert. Demgegenüber haben alle Chirurgen, die die Naht erst später zur Anwendung bringen konnten, da ihnen die Fälle nicht früh genug zugingen, aber auch andere Chirurgen, die ganz frisches Material zur Verfügung hatten, durchweg schlechte Erfahrungen mit der primären Naht gemacht. Pribram z. B., der über 400 Schädelschüsse operiert hat, hat eine große Anzahl von frischen und älteren Schädelschüssen in systematischer Weise genäht, natürlich nur Fälle, die keine Eiterung zeigten und, soweit man dies beurteilen konnte, als nicht infiziert betrachtet werden mußten. Bei diesen Fällen war Pribram fast stets genötigt, wenigstens einige Nähte zu entfernen, da hohes Fieber oder Druckpuls und Benommenheit ihn dazu zwang. Diese Symptome schwanden sofort nach Lösung der Nähte und Abfluß von angesammeltem Eiter, Blut oder zerfallener Hirnsubstanz. Auch bei ganz frischen Verletzungen war dies der Fall! Ich selbst habe in den ersten Kriegsmonaten, von ähnlichen Erwägungen ausgehend wie Bárány, die Naht bei frischen Schußverletzungen immer wieder versucht, und eine ganze Reihe von Fällen zur Nachbehandlung bekommen, bei denen vorher schon draußen die primäre Naht gemacht worden war. Trotzdem meine Fälle zum Teil am Verletzungstage selbst von mir operiert wurden, „infizierte sich der in den nächsten Tagen unter die vernähte Haut austretende und sich stauende Hirnprolaps ganz regelmäßig, so daß die Nähte stets wieder entfernt werden mußten, und man zufrieden war, wenn man rechtzeitig Abfluß geschaffen hatte. Auch in die Wundwinkel eingelegte Tampons besserten daran nichts". Über ähnliche Erfahrungen berichten Passow, Manasse und viele andere, so daß es begründet ist, wenn die primäre Naht bei der Behandlung der Schädelschußwunden im allgemeinen abgelehnt wird, und wenn Fritz König davor warnt, dieselbe „auch nur ausnahmsweise" den Kollegen an der Front zu empfehlen. „Wir halten die Nachteile derselben (Infektionsgefahr) für größer, als ihre Vorteile" (Payr).

Faßt man die in dieser Frage gesammelten Erfahrungen zusammen, so wird man zugeben müssen, daß es unter günstigen Bedingungen gelingen kann, mit der primären Naht gute Erfolge zu erzielen. Dazu ist erforderlich, daß die

Operation in den ersten 6 bis höchstens 12 Stunden in gründlicher Weise vorgenommen wird, und daß die primäre Infektion nur eine gelinde ist. Wenn
schon genäht wird, dann soll meines Erachtens völlig genäht werden, da man
sonst die Schattenseiten der offenen Behandlung nur vermindert, nicht be-
seitigt. Voraussetzung ist, daß der Verletzte längere Zeit nach der Operation
in der Hand des erstbehandelnden Arztes bleiben kann.

Da die Vorbedingungen für den Erfolg der geschlossenen Behandlung
aber nur ganz ausnahmsweise gegeben sind und da das Risiko im Falle des
Mißlingens ein viel größeres ist, als bei offen behandelten infizierten Wunden,
so muß unter den heutigen Kriegsverhältnissen die offene Behandlung der Schädelschußwunden als die allgemein gültige Behandlungsmethode angesehen werden. Aus gleichen Gründen halte ich mit
Enderlen, Coenen u. a. die komplizierten Plastiken und Lappenbildungen,
die keinen freien Abfluß gewährleisten, für das Feld nicht für geeignet.

Unter den Komplikationen, die den operativen Eingriff erschweren
können, sind an erster Stelle die Blutungen aus den venösen Blutleitern der
Schädeldecken, aus der Art. meningea media und aus den größeren Gefäßen
der Hirnoberfläche resp. den tieferen Hirnpartien zu nennen. Bezüglich der
Meningea media sei auf S. 130 verwiesen. Blutende Gefäße im Gehirn müssen
sorgfältig mit feinen Klemmen gefaßt und unterbunden werden — nach F. Krause
werden größere Gefäße der Hirnmasse selbst, wie die Art. fossae Sylvii usw.
„kaum je Gegenstand der chirurgischen Fürsorge sein, da der Tod an Verblutung
oder akutem Hirndruck zu rasch eintritt". Diffuse schwere Blutungen in die
zerfallenden Hirnmassen können ebenfalls kaum angegriffen werden und sind
von übler prognostischer Bedeutung. Praktisch wichtig dagegen sind die
Sinusblutungen, die gerade bei Tangentialschüssen nicht selten vorkommen,
und die zu sehr schweren Blutverlusten führen können. Brandes beobachtete
unter 105 operierten Schädelschüssen 5 mal Sinusblutungen, und zwar 4 mal
bei Tangential- und 1 mal bei einem Segmentalschuß. Ich selbst habe unter
mehr als 200 von mir operierten Hirnschüssen 7 Sinusblutungen beobachtet,
Holbeck unter 254 Mantelgeschoßverletzungen des Schädels gleichfalls 7.
Am häufigsten scheint mir der Sinus longitudinalis betroffen zu sein, während
der Sinus sigmoideus und transversus seltener betroffen wird. Die primäre
Blutung kann so stark sein, daß die Verletzten schon auf dem Schlachtfelde
oder auf dem ersten Transport verbluten (Kaerger). Meist wird aber das
Loch im Sinus nicht von dem Geschoß selbst gerissen, sondern es entsteht
indirekt durch abgesprengte Knochensplitter, die dann im Loch der Sinus-
wandung stecken bleiben und dasselbe verschließen. Eine Blutung tritt bei
diesen Fällen erst dann auf, wenn bei der Wundreinigung der Knochensplitter
extrahiert und damit das Loch in der Sinuswand freigelegt wird. Ist man
auf ein solches Vorkommnis nicht vorbereitet, sieht man sich die Lage der
Schußwunde nicht vor der Operation in jedem Fall daraufhin an, ob ein Sinus
getroffen sein kann, so kann eine solche Blutung völlig überraschend auftreten
und sehr alarmierend verlaufen. Ich habe bei Gelegenheit meiner Dienstreisen
als chirurgischer Beirat mehrfach bei solcher Gelegenheit schnell eingreifen
müssen.

Von den zahlreichen Verfahren, die uns zur Bekämpfung der Sinusblutungen zur Verfügung stehen, kommen für die uns hier beschäftigenden Fälle

nur wenige in Betracht. Stets muß zunächst schnell die Knochenlücke soweit erweitert werden, daß man wenigstens einen gewissen Überblick bekommt und an die Verletzungsstelle im Sinus herankommen kann. Am häufigsten wird dann das Loch in der Sinuswand tamponiert. Damit ist die Blutung zwar leicht zum Stehen zu bringen, ein Weiteroperieren wird aber durch den sich schnell vollsaugenden Tampon unmöglich gemacht, und bei dem späteren Wechsel des Tampons, der wegen der Eiterung meist bald nötig wird, kommt es nur zu leicht zu rezidivierenden Nachblutungen, denen die Patienten nicht selten erliegen. Bei anderen Fällen kommt es zur Infektion der Vene, jauchiger Thrombose, Embolien usw. Das Aufnähen eines kleinen Gazestückchens auf die blutende Sinuswand ist der einfachen Tamponade vorzuziehen. Ein besseres Mittel als der Tampon ist das während 1—2 Minuten auf die blutende Öffnung angedrückte Muskelstückchen, das nach kurzer Zeit fest haftet und auch bei Infektion der Wunde einen dauernden Verschluß bildet. Es stört weder die Übersicht, noch die Fortführung der Operation. Den sichersten Verschluß bildet die doppelte Unterbindung des Sinus, da die Naht in den infizierten, meist morschen Wunden nicht in Betracht kommt. Dabei wird die Dura zu beiden Seiten des Sinus parallel zu dessen Verlauf vorsichtig inzidiert, der Sinus mit einer Deschampschen Nadel (tief genug) umstochen und doppelt ligiert. Bei einem meiner Fälle dauerte die Blutung aus dem Sinus longitudinalis trotz doppelter Ligatur des Sinus weiter fort, bis einige große Piavenen, die zwischen den Ligaturen einmündeten, auch noch unterbunden waren. Am einfachsten wäre es, nach Ritter das entfernte Knochenstück einfach wieder in das Loch einzusetzen. (Ritter hat in einem Fall auch mit Erfolg ein Stückchen ausgekochten Schusterspans benutzt.) Ob es aber immer gelingen wird, das Knochenstück in die richtige Position zu bringen, erscheint mir zweifelhaft; zudem erheben sich dagegen doch mancherlei Bedenken angesichts der Infektion solcher Wunden. Dagegen ist Brandes unbedingt recht zu geben, der fordert, daß man die Knochensplitter aus dem Sinus erst dann entfernen soll, wenn die Duraoberfläche genügend weit freigelegt, und der ganze übrige Eingriff beendigt ist.

Eine weitere, sehr ernste Komplikation stellt die Eröffnung des Ventrikels dar, wie sie durch das Trauma selbst entstehen, oder bei der Operation unbeabsichtigt, z. B. beim Suchen nach tiefer sitzenden Knochensplittern, erzeugt werden kann. Die Gefahr der Ventrikelinfektion ist dabei eine eminent große. Eine Drainage des Ventrikels ist zu widerraten, sie führt fast ausnahmslos erst recht zur Infektion. Dagegen empfiehlt Payr für solche Fälle die Exzision der Hirnwunde und sofortige Deckung derselben mit einem Stück Fascia lata. Daß ausnahmsweise auch Fälle von Ventrikeleiterung zur Heilung gelangen können, beweist je ein Fall von Burckhardt und von Uffenorde.

Der momentane Erfolg des operativen Eingriffs ist ein überraschend günstiger. Immer wieder beobachtet man, daß das vorher erloschene Bewußtsein wiederkehrt, Hirndruckerscheinungen und Lähmungen prompt zurückgehen, meningitische Symptome abklingen, das Allgemeinbefinden sich, oft in wenigen Stunden, in auffallender Weise bessert. Besonders deutlich tritt das zutage, wenn der Verwundete in Lokalanästhesie operiert wurde, und, während er vor dem Eingriff apathisch, oft tief benommen dalag, nach Beendigung der Operation spontan in die Unterhaltung eingreift. Leider hält dieser gute Zustand bei einer großen Zahl von Fällen nur kurze Zeit an: nach wenigen Tagen, bei anderen Fällen 2—3 Wochen nach dem Eingriff, treten wieder bedrohliche Erscheinungen auf, während in der Operationswunde ein Prolaps entstanden ist, und unter den Erscheinungen einer Meningitis, eines Hirnabszesses oder einer progredienten Enzephalitis geht der Kranke zugrunde. Das schnelle Wachstum des Prolapses ist ein prognostisch ungünstiges Symptom. Andererseits scheint mir gerade die Zeit, in der sich der Prolaps zurückbildet, und infolgedessen vorher komprimierte Lymphbahnen und -spalten sich wieder öffnen, für die Ausbreitung von Infektionen besonders günstig zu sein.

Werden diese Gefahren überwunden, so kann bei einem Teil der Verletzten der weitere Verlauf der Wundheilung ein ungestörter sein, und monatelanges Wohlbefinden eintreten. Trotzdem drohen diesen scheinbar „Geheilten" noch mannigfache Gefahren in Gestalt des Spätabszesses, der noch nach Jahren manifest werden kann, der Spätmeningitis und einer spät einsetzenden progredienten Enzephalitis, ganz abgesehen von der traumatischen Epilepsie, die einen sehr großen Teil der ausgeheilten Hirnschußverletzungen befallen wird. Über die Häufigkeit dieser Spätkomplikationen wird erst nach Jahren Aufschluß gegeben werden können. Weiter unten soll über diese Komplikationen noch ausführlich berichtet werden (vgl. Kap. 7 und 8).

Eine kurze Erwähnung verdienen die Tangentialschüsse der Schädelbasis, sowie die Stirn- und Hinterhauptsschüsse.

Die Schädelbasis wird sehr häufig durch Geschosse, die den Gesichtsschädel treffen, und die Orbita, die Nebenhöhlen, die Ohrregion durchschlagen, mitgetroffen (Böhmig). Bei Ausbleiben von Komplikationen von seiten des Gehirns wird in solchen Fällen die Basisverletzung häufig ganz übersehen, und es ist auffallend, wie glatt vielfach solche Verletzungen heilen (Guleke, Böhmig u. a.). Nur wenn in den miteröffneten Nebenhöhlen schon vorher chronische Eiterungen bestanden haben, ist eine Infektion der Wunde und ein tödlicher Ausgang mit ziemlicher Sicherheit zu erwarten. Viel ungünstiger sind dagegen nach Brandes diejenigen Fälle, bei denen an den Seitenwandungen des Schädels Tangential- oder Segmentalschüsse vorliegen, von denen aus sich Sprünge oder klaffende Risse an die Basis hin fortsetzen. „Je näher diese mit Basisverletzungen komplizierten Schußwunden selbst der Basis verlaufen, desto drohender der ungünstige Ausgang". Von 17 derartigen Schußverletzungen starben allein schon in Brandes' Feldlazarett — 9, d. h. mehr als die Hälfte der Fälle. Die Bruchlinien sind dabei nicht typisch, es werden aber nach Brandes bevorzugt: in der vorderen Schädelgrube das Dach der Orbita und die Lamina cribrosa des Siebbeines; in der mittleren Schädelgrube die Wandungen des großen Sinus sphenoidalis (Boden der Sella turcica, Seitenwände des Keilbeinkörpers), Schuppe des Schläfenbeins und Tegmen tympani; in der hinteren Schädelgrube „die oft nur dünnen tieferen Teile der Grube"; nicht selten sind aber auch die festeren Teile, ja mehrere Schädelgruben beteiligt. Im Vordergrunde des Krankheitsbildes stehen die Erscheinungen einer schweren Commotio, eigentliche Hirnausfallserscheinungen sind selten, wie denn auch die Zertrümmerung des Gehirns dabei gar nicht ausgedehnt zu sein braucht. Bei der tiefen Lage der Verletzungen dieser Art wird das Eintreten einer Infektion und deren Weiterkriechen in der Tiefe, entlang den Knochensprüngen, in hohem Grade begünstigt, ihre Bekämpfung wegen der schlechten Zugänglichkeit sehr erschwert. Besondere Schwierigkeiten kann in dieser Beziehung die von relativ starken Muskeln bedeckte Schläfenregion in ihren abhängigen Teilen nahe dem Übergang zur Schädelbasis bereiten, die noch durch Mitverletzung der Art. meningea media oder der Art. temporalis prof., auf die Payr besonders aufmerksam macht, erhöht werden.

Die Tangentialschüsse der Stirngegend zeichnen sich gegenüber analogen Verletzungen der Schädelkonvexität durch ihren besonders gutartigen Verlauf aus. Auch bei ausgedehnten schweren Verletzungen des Stirnhirns sind die Ausfallserscheinungen auffallend gering (vgl. S. 161) und ist die Heilungstendenz eine überraschend große. Einer besonderen Beachtung bedarf dabei die Frage der Mitverletzung der Stirnhöhle, da von dieser oft schwere Sekundärinfektionen ausgehen, ganz besonders dann, wenn vorher schon ein Stirnhöhlenkatarrh oder ein Empyem bestand. Liegt auch nur eine geringe Verletzung der Sinuswand vor, so muß die Stirnhöhle breit eröffnet, ev. auch ihre Hinterwand vollkommen entfernt werden. Bei gleichzeitiger Verletzung der Orbitalwand und eventueller Zerstörung des Bulbus läßt sich der Abfluß oft in denkbar günstiger Weise nach der Orbitalhöhle hin herstellen.

Bezüglich der Tangentialschüsse der Hinterhauptsgegend sei nur kurz darauf hingewiesen, daß Hirnschußverletzungen dieser Gegend leicht verkannt und als einfache Weichteildurchschüsse angesehen werden. Die dicke Weichteilschicht verdeckt die Knochenwunde und behindert den Abfluß von Hirnbrei, grobe Ausfallserscheinungen können auch bei schwererer Zertrümmerung einer Kleinhirnhälfte fehlen. Wo ein Zweifel über die Art der Verletzung besteht, muß breit aufgemacht werden, was hier allerdings nicht so einfach gelingt, wie an der Schädelkonvexität, da das dicke Muskellager, die starke Blutung aus den Weichteilen und die tiefe Lage der Verletzungsstelle des Knochens den Eingriff komplizieren. Durch geeignete Schnittführung, Infiltration der Muskulatur mit Adrenalinlösung oder Kompression mit heißer Kochsalzlösung und durch entsprechende Lagerung lassen sich diese Schwierigkeiten umgehen.

3. Segmentalschüsse.

Die Segmentalschüsse nehmen eine Mittelstellung zwischen den Tangential- und Diametralschüssen ein. Bei ihnen trifft das Geschoß steiler auf die Schädelkapsel auf, als bei den Tangentialschüssen, es durchbohrt daher die Schädeldecke vollständig und tritt mit seinem ganzen Querschnitt in die Schädelhöhle ein. Aber es durchschlägt ebenso wie beim Tangentialschuß nur die Randpartien der Schädelhöhle. Es entsteht dadurch ein vollständig geschlossener Schußkanal mit Ein- und Ausschuß, die je nach der oberflächlichen oder tieferen Lage des Schußkanales näher oder weiter voneinander entfernt liegen. Da das Geschoß, ähnlich wie beim Tangentialschuß, den Schädelknochen in schräger Richtung, also auf einer relativ langen Strecke durchbohrt, so ist die Splitterung und Auseinandersprengung der Knochen am Ein- und Ausschuß erheblich. Am Einschuß werden die Knochensplitter, genau wie beim Tangentialschuß, mit großer Wucht quer in das Gehirn hinein gesprengt, am Ausschuß werden sie zum großen Teil in der Schußrichtung mitgerissen und bleiben bei kleiner Ausschußöffnung in den Weichteilen stecken, bei großer Ausschußöffnung werden sie aus der Wunde herausgeschleudert. Nur zum geringeren Teil und nicht regelmäßig werden sie hier in das Gehirn zurückgeschleudert. Der Knochen zwischen Ein- und Ausschuß wird je nach der Tiefenlage des Schußkanals in verschiedener Weise mitbetroffen: durchsetzt das Geschoß die Schädelhöhle so oberflächlich, daß es mit seiner der Oberfläche zugewandten Kante die Lamina interna eben noch streift, so wird der Knochen in der ganzen Ausdehnung des Schußkanals und in seiner näheren Umgebung hochgradig zertrümmert und in kleine Splitter zerlegt, die am Ein- und Ausschuß zum großen Teil in das Gehirn geschleudert werden, auf der Zwischenstrecke des Schußkanales aber nach außen gesprengt, hier jedoch durch die stehengebliebene Weichteilbrücke aufgefangen werden. Durch die elastisch ausweichenden, dann aber wieder

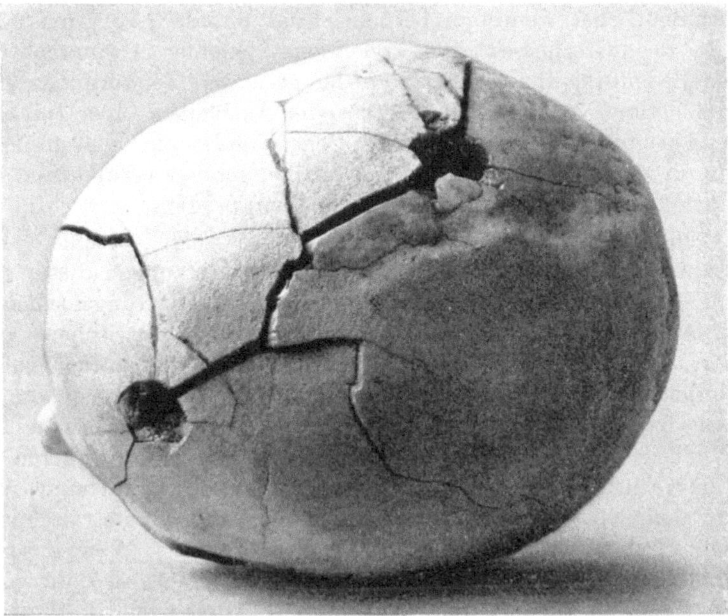

Abb. 2. Segmentaler Schuß des Schädeldaches. (Aus Coenen. Bruns' Beiträge Bd. 103.)

zurückschnellenden Weichteile werden diese Knochensplitter in einer zweiten Phase der Bewegung wieder gegen das Schädelinnere geschleudert, und bleiben oberflächlich in dem zertrümmerten Hirngewebe liegen. Die Folge einer derartigen Verletzung ist demnach einerseits eine sehr schwere Zertrümmerung des knöchernen Schädeldaches zwischen Ein- und Ausschuß, so daß dieser Teil der Schädelkapsel je nach den Druckverhältnissen weit vorgebaucht oder tief eingepreßt erscheinen kann, andererseits eine schwere Zerstörung der benachbarten Hirnabschnitte, die sich, ähnlich wie bei den Tangentialschüssen, weit in die Tiefe der weißen Substanz hinein erstrecken kann (vgl. Abb. 2). Trifft das Geschoß steiler auf und verläuft der Schußkanal in größerer Tiefe, so daß er sich dem Diametralschuß nähert, so sind die Zerstörungen am knöchernen Schädel viel geringer, die Durchtrittsstellen durch den Knochen am Ein- und Ausschuß und damit die Zertrümmerungszonen kürzer, die Verbindungsstrecke zwischen Ein- und Ausschuß bleibt ziemlich unversehrt und weist höchstens einige Sprünge und Risse auf (vgl. Abb. 9, Tafel III). Dagegen erleidet das Gehirn bei diesen Fällen durch das Geschoß selbst schwere Verletzungen und entsprechend der Wertigkeit der betroffenen Hirnregion, entsprechend den hydrodynamischen Verhältnissen im Innern des Schädels (Abhängigkeit der Sprengwirkung von den Flüssigkeitsmengen in den Ventrikeln und meningealen Reservoiren (v. Schjerning, Payr u. a.) treten leichtere oder ganz schwere Folgeerscheinungen auf.

Die allgemeine Anschauung geht dahin, daß die Segmentalschüsse ungünstiger sind, als die Tangentialschüsse. Wenn das auch im allgemeinen zutrifft, so ist es doch nicht angängig, alle derartigen Fälle gleichartig zu beurteilen. Das geht schon aus dem soeben geschilderten Verletzungsmechanismus hervor; es wird noch deutlicher, wenn man berücksichtigt, daß der Größe und der Durchschlagskraft des Geschosses (Schrapnellkugel, kleiner Granatsplitter) eine wesentliche Bedeutung für die Schwere der gesetzten Zerstörungen zukommt, und daß der Verlauf von dem Hinzutreten oder Ausbleiben oiner Infektion ausschlaggebend beeinflußt wird. Daß weit offene Wunden eine viel größere Infektionsgefahr für das Gehirn bedingen, als kleine, schnell verklebende Wunden, ist schon bei den Tangentialschüssen besprochen worden.

Die äußeren Wundverhältnisse sind daher auch ausschlaggebend für unser therapeutisches Handeln bei den frischen Verletzungen dieser Art. Wo es sich um den Tangentialschüssen näherstehende Verletzungsformen handelt (Ein- und Ausschuß nahe beisammen, der Knochen dazwischen hochgradig zertrümmert, breit offene Wunden), da werden die Fälle, unter Spaltung der Weichteilbrücke, wie Tangentialschüsse behandelt. Wo dagegen die Verhältnisse denen der Diametralschüsse ähneln, der Knochen zwischen Ein- und Ausschuß nur gesprungen, aber nicht zertrümmert ist, die äußeren Wunden klein sind und Neigung zur Verklebung zeigen, da ist ein abwartendes Verhalten am Platze, und soll die Knochenlücke, wie bei den Diametralschüssen, nur auf bestimmte Indikationen hin erweitert werden (vgl. dort). Wenn das geschieht, sollte sowohl der Ein-, wie auch der Ausschuß erweitert werden, da ein Stehenbleiben der Infektion am Ein- oder Ausschuß bei diesen relativ kurzen Schußkanälen, wenn auch derartige Beobachtungen vorliegen (Brandes), doch nicht mit Sicherheit erwartet werden kann.

4. Diametralschüsse.

Als Diametral- oder Durchschüsse des Schädels werden diejenigen Schußverletzungen bezeichnet, bei denen das Geschoß den Schädel im größten Durchmesser oder doch annähernd im größten Durchmesser durchsetzt, sei es in sagittaler, frontaler oder schräger Richtung. Es ist also stets ein Ein- und ein Ausschuß an der knöchernen Schädelkapsel vorhanden. Dagegen kann die dem Ein- oder Ausschuß entsprechende äußere Schußöffnung fehlen oder sich entfernt vom Schädel im Körper vorfinden (z. B. Längsschuß durch den Körper, Einschuß am Hals oder Nacken usw.). Das Geschoß trifft dabei mehr oder weniger senkrecht auf die Schädeloberfläche auf und durchsetzt den Knochen auf dem kürzesten Wege. Infolgedessen ist zu erwarten, daß die Splitterung des Knochens nur eine geringgradige ist. Das trifft indessen nur für Geschosse mit verminderter Durchschlagskraft zu, während bei allen

Nahschüssen enorme Zertrümmerungen, ja Abreißungen der ganzen Schädeldecke und dementsprechende Zerstörungen des Gehirns als Ausdruck der explosionsartigen hydrodynamischen Schußwirkung (v. Coler und v. Schjerning) auftreten. Nach Payr spielt dabei der jeweilige Füllungszustand der Ventrikel und der Subarachnoidealräume eine ausschlaggebende Rolle. Solche Fälle gehen alle sofort oder noch auf dem Schlachtfelde zugrunde, während die Diametralschüsse, die noch lebend in unsere Behandlung kommen, in die Kategorie der leichten Fälle dieser Art gehören.

Es ist auffallend — übrigens ganz charakteristisch für die verminderte Durchschlagskraft — daß der Ausschuß sehr häufig, trotz der dicht darunter-

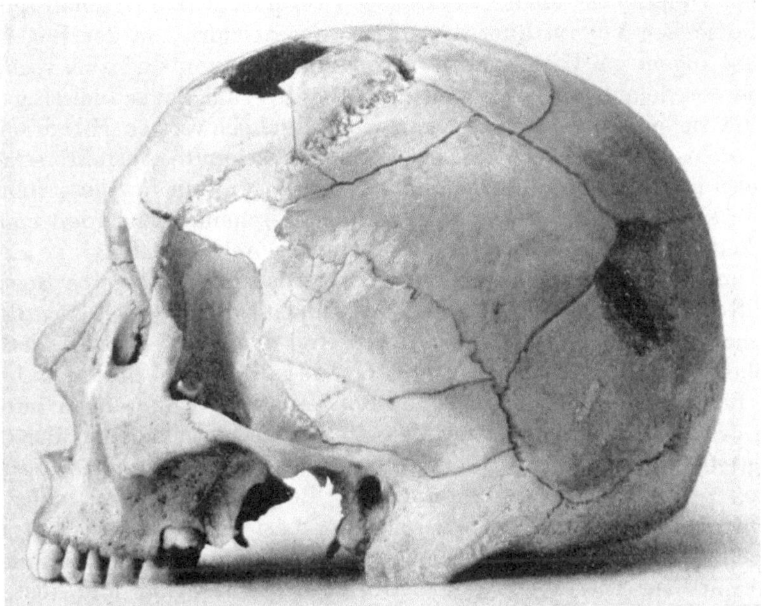

Abb. 3. Diametraler Schädelschuß. (Aus Coenen. Bruns' Beiträge Bd. 103.)

liegenden Knochenzertrümmerung klein, lochförmig, nicht größer als der Einschuß ist. Die Zertrümmerung des Knochens beschränkt sich oft, sowohl am Ein-, wie am Ausschuß auf die Durchtrittsstelle des Geschosses und übertrifft das Kaliber desselben kaum an Ausdehnung. Die oft sternförmige Splitterung der Tabula interna am Einschuß ist gewöhnlich etwas umfangreicher, als an der Tabula externa. Ihre Splitter liegen zum großen Teil in der Nähe der Einschußstelle an der Hirnoberfläche, und werden, wenn sie in das Gehirn geraten, in den Schußkanal selbst oder doch in seine nächste Umgebung mitgerissen, und nicht, wie beim Tangentialschuß, divergierend auseinandergeschleudert. (So fand Brandes bei mehreren Sektionen von Durchschüssen durch senkrecht auftreffende Geschosse keine Splitter im Gehirn.) Am Ausschuß werden die Knochensplitter aus der Schädelkontinuität nach außen herausgeschlagen und nur selten rückwärts in das Gehirn gesprengt. Daneben kann man häufig einzelne größere, oft weitausgedehnte Sprünge, die von den

Schußlöchern ausgehen, in den Schädelknochen beobachten, besonders regelmäßig eine die beiden Schußlöcher verbindende Fissur („Führungslinie"). (Abb. 3.) Eine praktische Bedeutung kommt diesen Sprüngen dann zu, wenn sie zu Blutungen die Veranlassung geben (Meningea media!) oder die Bahn für die Ausbreitung einer Infektion bilden.

Am Gehirne ist die durch das Geschoß selbst bedingte direkte Läsion von der durch die Knochensplitter hervorgerufenen indirekten zu unterscheiden. Da die Knochensplitterung bei den zur Behandlung kommenden Durchschüssen nur gering ist, und die Knochensplitter in der Regel ganz oberflächlich oder im Schußkanal selbst liegen bleiben, so sind die dadurch bedingten Schädigungen des Gehirns — im Gegensatz zu den Tangential- und schweren Segmentalschüssen — relativ unbedeutend. Dagegen verursacht das Geschoß selbst, entsprechend seinem Verlauf quer durch das ganze Gehirn, in der Regel schwere lokale und allgemeine Hirnläsionen. Ausnahmen hiervon sind aber recht häufig.

Die Erscheinungen von seiten des Gehirnes sind daher vielseitige: neben Fällen mit tiefem, lange andauerndem Koma und schwersten Hirndruckerscheinungen, sieht man andere Verletzte, die nur bestimmte Ausfallserscheinungen darbieten; neben schweren psychischen Störungen mit fortgesetztem Toben und Delirien zeigen wieder andere so geringe Erscheinungen, „daß man an der Richtigkeit der gestellten Diagnose zweifeln möchte". Nach Riese sind Querschüsse ungefährlicher als Längs- oder Diagonalschüsse. Dieselbe Beobachtung machte Schlange, dem auffiel, daß Verwundete mit Querschüssen durch den Kopf schon nach 3—4 Tagen so beschwerdefrei und munter waren, daß man sie als „geheilt" hätte ansehen können. Goldstein macht darauf aufmerksam, daß es für die Querdurchschüsse mit doppelseitigen Lähmungen infolge Verletzung der Zentralwindungen beider Seiten typisch ist, daß auf der dem Einschuß gegenüberliegenden Körperhälfte gewöhnlich nur das Bein, auf der dem Ausschuß gegenüberliegenden gewöhnlich Bein, Arm und Fazialis gelähmt sind, entsprechend der verschieden starken Läsion des Gehirns am Ein- und Ausschuß. Für die Verschiedenartigkeit in den Erscheinungen ist nicht allein die verschiedene Wertigkeit der betroffenen Hirnzentren und -bahnen ausschlaggebend. Es spielt dabei auch die Mitverletzung größerer Hirngefäße oder der Hirnventrikel, auf die Payr besonders hinweist, eine wichtige Rolle. Die Verletzungen der großen Hirngefäße (Art. fossae Sylvii, Art. corp. callosi, Carotis cerebralis) führen allerdings zu so schneller und ausgedehnter Zertrümmerung des Hirngewebes, daß der Tod in kürzester Zeit eintritt (Fedor Krause). Es genügen aber schon Blutungen aus kleineren Gefäßen, um schwere Druckerscheinungen und ausgedehnte Durchblutungen der Hirnsubstanz herbeizuführen. Die Durchschießung der Seitenventrikel stellt immer eine schwere Komplikation dar, die infolge von Flüssigkeitszunahme in den Ventrikeln, vielleicht infolge Reizung der Plexus chorioidei (Payr), schnell zu bedrohlichen Hirndruckerscheinungen führt.

Wenn keine lebenswichtigen Zentren getroffen sind, und die eben beschriebenen Komplikationen ausbleiben, gestaltet sich der Wundheilungsverlauf bei glatten Durchschüssen oft auffallend günstig, entsprechend der verhältnismäßig geringen mechanischen Läsion des Gehirns (glatter Schußkanal, wenig oder gar keine Knochensplitter, geringe Zertrümmerung). Trotz der kleinen, früh verklebenden äußeren Wunden bleibt ein Hirnprolaps, bleiben Druckerscheinungen aus, das traumatische Hirnödem tritt in viel geringerem Maße auf, als z. B. bei den Tangentialschüssen. Manchmal fließt wohl etwas Hirnbrei aus den Wunden ab, aber es kommt zu keinem stärkeren Prolaps, nach kurzer Zeit reinigen sich die Wunden und schließen sich dann schnell unter Einheilung der aseptisch gebliebenen Knochensplitter. Die primäre Infektion scheint bei diesen Fällen eine geringe Rolle zu spielen. Für das Auftreten oder Ausbleiben der Infektion ist zweifellos die Kleinheit der äußeren Wunde von größter Bedeutung, denn bei Durchschüssen mit weit offenen Wundtrichtern ist das Eintreten der Infektion die Regel. Es wird eben bei kleinen Wunden von vornherein weniger Infektionsstoff in die Tiefe getragen, und infolge frühzeitiger Verklebung findet die sekundäre Infektion keine Eintrittspforte. Kommt es trotzdem zur Infektion, so kann der Schußkanal in ganzer Ausdehnung vereitern oder es bildet sich ein abgesackter Abszeß an dem einen oder an beiden Enden des Schußkanales. Die Eiterung ist dabei am Einschuß eher, als am Ausschuß zu erwarten (Ranzi). In anderen Fällen können auch die beiden Enden des Schußkanals freibleiben, und nur der mittlere Teil desselben von der Eiterung befallen sein (Tilmann). Der Verlauf bei diesen Fällen weicht nicht von dem bei anderen Hirnabszessen ab (vgl. S. 172).

Die Behandlung der glatten Durchschüsse mit kleinem lochförmigen Ein- und Ausschuß soll, nach dem Urteil der meisten Kriegschirurgen, eine konservative sein. (E. v. Bergmann, Kuttner, Zoege, v. Manteuffel, Friedrich, Payr, Fritz König, v. Eiselsberg, Tilmann, Heineke, Guleke, Fraenkel, Axhausen, Burckhardt, Vollbrecht, Rehn jun. u. a.). Riese, Passow, Manasse, Oehler, Maresch treten allerdings auch bei diesen Verletzungen für die primäre Erweiterung von Ein- und Ausschuß ein. Da indessen die Beobachtung, wie schon ausgeführt, zeigt, daß die primäre Infektion bei diesen Fällen meist ausbleibt, daß die Zersplitterung des Knochens gering ist, und die Knochensplitter nicht weit in das Gehirn verstreut werden, und daß im Gehirn keine größeren Zertrümmerungshöhlen vorliegen, so fehlt m. E. eine präzise Indikation für die breitere Eröffnung des Schädels. Im Gegenteil ist zu befürchten, daß durch eine breite Freilegung der Hirnwunde, oder richtiger ihrer beiden Enden, der Eintritt einer Sekundärinfektion erst herbeigeführt wird. Auf der anderen Seite ist es klar, daß bei bereits eingetretener Infektion des Schußkanals eine Erweiterung des Ein- und Ausschusses nur eine unvollständige Wirkung haben kann, und daß bei der recht häufigen Lokalisation der Eiterung im mittleren Teil des Schußkanals der Herd dadurch häufig gar nicht beeinflußt wird. „Beim Durchschuß zeigt sich oft die Ohnmacht unseres chirurgischen Handelns, weil zwar Ein- und Ausschuß operativ angegangen, also debridiert werden kann, die Verletzung des Gehirns und die dabei erfolgte Infektion doch meistens unserem operativen Handeln unzugänglich bleiben wird" (v. Eiselsberg).

Es soll daher bei Durchschüssen nur auf bestimmte Indikationen hin eingegriffen werden. Liegen kleine, verklebte, nicht entzündete Wunden ohne Hirndruckerscheinungen vor, so läßt man sie ruhig abheilen. Sind die äußeren Wunden stark verschmutzt, ist etwas Hirnbrei aus ihnen vorgefallen, so wird die Wunde sorgfältig bis auf den Knochen exzidiert, sichtbare Knochensplitter werden extrahiert, die Knochenwunde aber nicht erweitert, und das Ganze lose mit Gaze bedeckt. Nur wenn breite trichterförmige Wunden vorliegen, ein stärkerer Hirnvorfall besteht, Hirndruck- oder entzündliche Erscheinungen auftreten, soll — wie bei den Tangentialschüssen — breit aufgemacht, die Höhle ausgeräumt und möglichst für Abfluß gesorgt werden. Daß die Aussichten solcher Eingriffe wesentlich schlechtere sind, als bei den Tangentialschüssen, ergibt sich aus dem oben Gesagten (erfolglos operierte Fälle bei Abszeß in der Mitte des Schußkanales von Marburg und Ranzi, Gebele, Pribram, eigene Beobachtungen u. a.). Als weitere Indikation zum Eingreifen nennt Coenen stärkere Blutungen, epileptische Anfälle und das Betroffensein sehr hochwertiger Gehirnregionen (motorische, Sprachregion, Sehsphäre). Ob aber für die Wiederherstellung der letzteren die breite Eröffnung immer günstiger ist, als die konservative Behandlung, möchte ich bezweifeln.

Die Erfahrung, daß die Erweiterung des Ein- und Ausschusses bei Hirndruckerscheinungen mehrfach keine wesentliche Besserung brachte, läßt Payr bei glatten, kleinkalibrigen Durchschüssen zur Erzielung einer Druckentlastung die Lumbal- und Ventrikelpunktion und den Balkenstich empfehlen. Besonders der Balkenstich scheint gute und dauernde Erfolge zu gewährleisten.

Wenn bei Durchschüssen infolge stärkerer explosiver Wirkung größere Teile der Schädeldecke weggesprengt und ausgedehnte Hirnteile zertrümmert sind, so wird man sich im allgemeinen zunächst auf die Blutstillung beschränken. Glaubt man, daß der Patient die Verletzung an sich überleben kann, so kann eine Deckung des Defektes mit frei transplantierter Faszie und mit gestielten Hautlappen aus der Umgebung in Frage kommen.

5. Steckschüsse.

Die Steckschüsse stellen ein Zwischenglied zwischen den Prell- und den Durchschüssen dar. Das Geschoß trifft dabei mit verminderter Durchschlagskraft auf den Schädel auf; es hat noch die Kraft die Schädeldecke zu durchschlagen und in den Schädel einzudringen, aber nicht mehr Kraft genug, um wieder aus dem Schädel auszutreten. Je nach der verschiedenen Abstufung der Durchschlagskraft des Geschosses kann es unter dem Einschuß am oder im Schädelknochen stecken bleiben, es kann in verschiedener Tiefe im Gehirn oder an der Innenwand der gegenüberliegenden Schädelknochen liegen bleiben, oder es durchschlägt auch noch den Knochen an der dem Einschuß gegenüberliegenden Seite, und bleibt hier unter der elastischen Haut stecken. Bei anderen Fällen, besonders bei Steckschüssen durch matte Infanteriegeschosse, wird das Projektil nicht selten beim Auftreffen auf die Innenwand der gegenüberliegenden Knochendecke aus seiner Bahn abgelenkt und entweder winklig in das Gehirn zurückgeschleudert, oder es gleitet entlang der Innenfläche des Knochens, analog den Ringelschüssen, weiter.

So sah ich ein Infanteriegeschoß, das in die rechte Wange eingetreten, von hier durch die Nase, den linken Nasenrachenraum, die Schädelbasis links in die Schädelhöhle eingedrungen war; es war dann innen am linken Schläfenbein aufgeschlagen und hatte von hier aus die Innenseite der knöchernen Schädeldecken bis in die rechte Hinterhauptsgegend umkreist, wo es dicht am Knochen liegen geblieben war.

Die Annahme, daß bestimmte Geschoßarten eine gewisse Gesetzmäßigkeit bezüglich der Tiefe ihres Eindringens erkennen lassen, ist nicht aufrecht zu erhalten. Wenn es auch zutrifft, daß die Schrapnellkugel, entsprechend ihrer rasch abnehmenden Durchschlagskraft, häufig ziemlich oberflächlich stecken bleibt (Abb. 12, Tafel III) so trifft doch Holbecks Angabe, daß die Schrapnell-kugeln gewöhnlich 2—3 cm unter der durchschlagenen Schädeldecke im Gehirn liegen bleiben, wie Brandes hervorhebt und auch ich bestätigen kann, keineswegs regelmäßig zu, da die Schrapnellkugeln oft erst an dem gegenüberliegenden Knochen halt machen, oder in diesem stecken bleiben (vgl. Abb. 10 und 11, Tafel III). Bestimmte Regeln lassen sich also nicht aufstellen, da im Einzelfalle außer der Durchschlagskraft die Größe und Form des Geschosses, die Festigkeit der Schädeldecke, der Einfallswinkel u. a. mehr mitspricht.

Bei schrägem Auftreffen auf die Schädeloberfläche, bei großen zerrissenen Wunden wird nicht selten der Steckschuß mit einem Tangentialschuß verwechselt, bei Vorhandensein von zwei Einschußöffnungen mit einem Segmentalschuß. Solche Verwechslungen, die besonders leicht passieren, wenn man die Wunde nicht mehr ganz frisch sieht, können verhängnisvoll werden. Ein einigermaßen typisches Aussehen bietet nur die Schrapnellverletzung mit ihrem runden, oft grauschwarz geränderten Einschuß. Eine frühe genaue Wundrevision dürfte meist Aufklärung bringen, im Notfalle muß die Röntgenuntersuchung helfen. Dagegen ist dringend vor der Anwendung der Sondierung zu warnen.

Die durch den Steckschuß am Schädelknochen und Gehirn hervorgerufenen Läsionen können sehr verschiedenartige sein. Auf der einen Seite findet man Depressionen und grobe Splitterungen ohne stärkere Dislokation mit mäßiger Hirnverletzung (vgl. Abb. 1, Tafel I), wie wir sie bei den Prellschüssen erörtert haben, auf der anderen Seite Knochen- und Hirnverletzungen, wie sie für matte Durchschüsse typisch sind; bald ist der Einschuß lochförmig, klein, bald besteht eine große, trichterförmige Wunde mit ausgedehnter Zertrümmerung (große Granatsplitter, Infanteriegeschoß-Querschläger).

Wenn also die Verletzungsfolgen in vieler Beziehung denen bei Prell- und Diametralschüssen ähneln, so kommt doch als grundsätzlicher Unterschied diesen gegenüber die Anwesenheit des Fremdkörpers zu den übrigen Schädigungen hinzu. Das in das Gehirn eingedrungene Geschoß wirkt sehr verschiedenartig. Das Infanteriegeschoß erzeugt (außer als Querschläger) meist einen sich bald schließenden Schußkanal im Gehirn, an dessen Ende es in einer Erweichungshöhle liegen bleibt, die in der Regel keinen größeren Umfang annimmt, die aber doch so groß sein kann, daß das Geschoß bei Bewegungen des Kopfes gewisse freie Mitbewegungen ausführt (vgl. Abb. 13 und 14, Tafel IV). Bei seinem schweren Gewicht hat es die Neigung, sich zu senken und in gewissem Grade zu wandern, und kann dadurch noch nach langer Zeit, wenn es lebenswichtige Zentren trifft, tödlich wirken. Die Schrapnellkugel erzeugt, entsprechend ihrem großen Kaliber, einen breiten Zertrümmerungskanal, der sich dadurch als Schrapnellverletzung kennzeichnet, daß seine Umgebung mit feinem, von der Oberfläche des Schrapnells abgestreiften Bleigrus imprägniert ist (vgl. Abb. 10 und 11, Tafel III). Daß die Schrapnellkugel beim Auftreffen auf den Schädel in zwei Hälften zerfällt, von denen die eine aus der Wunde heraus-fällt, die andere als Steckschuß in das Gehirn eindringt, haben Payr, Enderlen, Matti, Holbeck u. a. beobachtet. Granatsplitter rufen, wie an anderen Körperstellen, auch bei kleinem Kaliber und kleinem Einschuß auffallend große Zertrümmerungshöhlen hervor. Infolge ihrer großen Durchschlagskraft bleiben sie meist nicht oberflächlich, sondern erst in der Tiefe des Gehirns liegen. Daß Granatsplitter am Knochen in zwei Teile zerspringen, die dann von einem

Einschuß aus zwei Steckschüsse erzeugen (Beobachtung von Kilian) dürfte sehr selten vorkommen. Haare, abgesprengte Helmbestandteile, Mützenstücke werden nicht selten von allen Geschossen mit in die Wunde gerissen, und bleiben am Geschoß selbst oder entfernt davon, meist im Wundkanal liegen. Auch die sekundären Geschosse, Steine, Metallsplitter, Gewehrbestandteile usw. müssen kurz erwähnt werden, die durch Aufschläger in Bewegung gesetzt werden, und in den Schädel eindringen. Daß sie gefährliche Infektionsträger sind, braucht kaum erwähnt zu werden.

Die Erfahrung lehrt, daß jede Art von Steckgeschoß im Gehirn einheilen und für viele Jahre oder dauernd vertragen werden kann. Die Zahl der Hirnsteckschüsse aus dem jetzigen Kriege, bei denen das Geschoß „eingeheilt" ist und mehr oder weniger symptomlos vertragen wird, ist, wie mir die Nachuntersuchungen als chirurgischer Beirat für den Bereich eines Armeekorps zeigen, groß. Ob ihre Zahl nach Jahr und Tag aber eine gleich große bleiben wird, ist sehr fraglich, ja in hohem Maße unwahrscheinlich, da bei einem großen Teil dieser Fälle erfahrungsgemäß noch spät schwere Störungen auftreten, die zum Teil durch den Druck, eventuelle Senkungen und Reizungen von seiten des Geschosses bedingt werden, zum überwiegenden Teil aber durch vom Geschoß ausgehende Infektionen, die noch nach vielen Jahren zum Spätabszeß, zum Ventrikeldurchbruch, zur Meningitis führen.

Spielt die Infektion schon bei den scheinbar eingeheilten Geschossen eine große Rolle, so kommt ihr bei frischen Steckschüssen eine ausschlaggebende Bedeutung zu: die Infektion, die durch am Geschoß haftende Bakterien in die Tiefe der Wunde getragen und deren Entwicklung durch das Liegenbleiben des Geschosses im zertrümmerten Gehirn weitgehend begünstigt wird, stellt die Hauptgefahr der Steckschüsse dar. Der gefährlichste Infektionsträger dieser Art ist der Granat- und Minensplitter, da beide Geschosse auf dem Erdboden krepieren und an der zackigen, zerrissenen Oberfläche der Splitter infektiöses Material aller Art besonders leicht haften bleibt. Auch die Schrapnellkugel wird vielfach als besonders infektionsgefährlich bezeichnet. Übereinstimmend mit Payr und Witzel habe ich mich davon nicht recht überzeugen können. Das Infanteriegeschoß heilt zweifellos am häufigsten, ohne schwerere Infektionserscheinungen ein, doch kann damit keineswegs gerechnet werden. Nach Witzels Untersuchungen ließen sich an seinen „aseptisch" eingeheilten Steckgeschossen in allen Fällen Bakterien nachweisen.

Die Gefahr der durch das Steckgeschoß in das Gehirn hineingetragenen primären Infektion hängt neben der Virulenz der Bakterien davon ab, ob die Bakterien günstige Entwicklungsbedingungen finden. Sie entwickeln sich in ausgedehnten, buchtigen, mit durchblutetem Hirnbrei gefüllten Zertrümmerungshöhlen, wie sie der Granatsplitter mit Vorliebe erzeugt, besser, als im glatten von relativ gut erhaltenem Hirngewebe umsäumten Schußkanal der matter Infanteriegeschosse. Wenn ein Ventrikel durchschlagen ist oder das Geschoß in demselben liegen bleibt (Fall von Dreesmann), sind natürlich besonders günstige Bedingungen für die Bakterienentwicklung gegeben. Je oberflächlicher das Geschoß stecken bleibt, je sicherer der Abfluß nach außen gewährleistet ist, um so geringer die Gefahr, je tiefer das Geschoßlager, um so leichter verkleb darüber der oberflächliche Teil des Wundkanales, und es kommt zur Retention und Abszeßbildung mit deren schlimmen Folgen.

Da erfahrungsgemäß ein großer Teil der Steckschüsse vereitert, so erscheint es an sich wünschenswert, das Geschoß regelmäßig und so früh als möglich zu entfernen (um so mehr, als auch eingeheilte Geschosse meist Beschwerden und Spätkomplikationen hervorrufen, und die Geschoßträger unter dem Bewußtsein, eine Kugel im Gehirn stecken zu haben, in der Regel psychisch dauernd alteriert sind). Leider ist das in der Praxis nicht so leicht durchzuführen, und werden durch ungeeignete, erfolglose Extraktionsversuche oft noch viel schwerere Gefahren heraufbeschworen, als durch den Steckschuß selbst. Es darf daher nicht kritiklos ohne weiteres nach jeder Kugel im Gehirn gesucht werden, sondern es muß nach bestimmten Indikationen vorgegangen werden.

Unbedingt muß gefordert werden, daß man sich vor jedem größeren Eingriff über die Lage des Geschosses genau informiert. Bei einfachen Fällen, bei denen das Projektil in der Nähe des Einschusses am Knochen oder in der Hirnoberfläche liegen geblieben ist, genügt oft genug die Inspektion der Wunde zur Auffindung der Kugel. Wo ein breiter trichterförmiger Einschuß vorhanden ist, muß ja ohnehin, wie bei analogen Tangential- und Durchschüssen, eine Reinigung der Wundhöhle von Hirnbrei, Knochensplittern usw. vorgenommen werden, und dabei wird das Geschoß häufig ohne Schwierigkeit gefunden. Gelingt das nicht, so darf allenfalls ein vorsichtig tastender Versuch (Finger!) gemacht werden, das Geschoß in der Gegend, in der man es vermutet, zu finden und es heraus zu befördern (bezüglich der Technik siehe unten), ein Suchen danach ist aber vom Übel. Denn ganz abgesehen davon, daß die Kugel nicht in der geraden Verlängerung des Schußkanals zu liegen braucht (Rikochettieren, Senkung, Wanderung), wird durch die beim Suchen unvermeidlich entstehenden neuen Hirnläsionen nur eine Ausbreitung der Infektion künstlich herbeigeführt. Hier begnüge man sich daher mit der Ausräumung der zertrümmerten Hirnmassen und Knochensplitter, die nach Passow oft gefährlicher sind, als das Steckgeschoß, und sorge für freien Abfluß. Die Suche nach dem Geschoß bleibt hier einer späteren Zeit vorbehalten, wenn seine Erreichbarkeit durch die Röntgenuntersuchung sichergestellt ist. (Ähnlich spricht sich Wieting aus.)

Bei denjenigen frischen Steckschüssen, bei denen eine kleine Einschußöffnung besteht und bedrohliche Erscheinungen fehlen, sollte jeder Eingriff unterbleiben, bis eine Röntgenaufnahme gemacht (Tilmann, Fritz König, Payr, Guleke, Axhausen u. a.) und die Lage des Fremdkörpers genau festgestellt ist. Daher soll jeder Steckschuß so früh wie irgend möglich geröntgt werden. Bei einem einzelnen Steckschuß reicht die Aufnahme in zwei zueinander senkrechten Ebenen für die Lagebestimmung in der Regel aus; sind eine größere Anzahl Splitter in den Schädel eingedrungen, so gibt das stereoskopische Bild oft wunderbar klaren Aufschluß. Die Feststellung, ob ein Geschoß oberflächlich liegt, d. h. leicht zu erreichen ist, oder ob es tief eingedrungen ist, erleichtert oder erschwert den Entschluß zum Extraktionsversuch. Bei ganz oberflächlicher Lage entschließt man sich eher dazu, das Geschoß in jedem Fall zu entfernen, wie das z. B. Ranzi fordert; bei unzugänglichem oder schwer erreichbarem Geschoß soll dagegen nur eingegriffen werden, wenn Hirndruckerscheinungen auftreten oder zunehmen, oder eine Infektion sichersteht. Bei diesen letzteren Fällen, bei denen alles davon abhängt, der Infektion Herr zu werden, ist ein gründlicheres Suchen nach dem Geschoß, das den Infektionsherd darstellt, und nach dem um das Geschoß sich ausbreitenden Abszeß erlaubt. Auh hier wird aber die Erfahrung, daß sich im Anschluß an solche Eingriffe sehr häufig eine erschreckend schnell fortschreitende tödliche Enzephalitis einstellt, unserem Handeln eine gewisse Zurückhaltung auferlegen. Daß man übrigens bei Granatverletzungen, entsprechend der größeren durch sie bedingten Infektionsgefahr, freigebiger mit der Indikation zur Geschoßentfernung sein soll, als z. B. beim Infanteriegeschoß, haben Brandes und Wieting mit Recht besonders hervorgehoben.

Bei älteren, äußerlich abgeheilten Steckschüssen ist der Entschluß, das Geschoß zu entfernen, wenn keine bestimmten, darauf hinweisenden Erscheinungen bestehen, oft schwer. Die Häufigkeit von Spätkomplikationen bei scheinbar aseptisch eingeheilten Geschossen, der Nachweis, daß an den Geschossen noch nach Jahren Bakterien lebend und entwicklungsfähig haften bleiben, drängt auch hier dazu, etwas aktiver vorzugehen. Die Erreichbarkeit des Geschosses und die bei der Extraktion für das Gehirn sich ergebenden Schädigungen müssen da den Ausschlag geben. Klar liegt dagegen die Indikation zur Geschoßentfernung bei lange Zeit bestehenden Fisteln, die auf das Geschoß hinführen. Hier muß das letztere entfernt werden, da sonst eine Heilung der Fistel nicht zu erzielen ist.

Wie wird nun das Geschoß am schonendsten aus dem Gehirn entfernt? Bei sehr vielen Fällen reicht dazu der Finger aus, dessen Tastgefühl durch kein Instrument ersetzt werden kann. Ja, bei manchen frischen Fällen genügt es, den Patienten so zu legen, daß die Wunde abwärts gerichtet ist, dann fällt die Kugel ihrer Schwere nach von selbst heraus. Diesen Vorgang nach dem Vorschlage von Bier durch kurze Schläge gegen den Kopf zu unterstützen, was von vornherein nur bei runden Geschossen Erfolg verspricht, halte ich mit Brandes für nicht ungefährlich, da dadurch leicht ein erneutes Vorquellen von Hirnmasse und frische Blutungen, wie bei zwei Fällen von Brandes, hervorgerufen werden können. Die Sondierung, die sonst mit Recht verpönt ist, ist bei der Kugelsuche im Gehirn — leider — nicht ganz zu umgehen. Sie darf aber nur von der breit eröffneten Wunde aus mit aller Vorsicht vorgenommen werden, wenn man über die Lage des Geschosses genau informiert ist. Daß man schonend mit feinen (nicht spitzen!) Instrumenten eingeht, ist selbstverständlich. Wie leicht feine Nadeln und Sonden aber überallhin, auch in das gesunde Hirngewebe vordringen, ist jedem bekannt, der einmal eine Hirnpunktion gemacht hat. In dieser Beziehung bedeutet der Vorschlag Payrs, zwecks Verfolgung des (frischen) Schußkanales ein dünnes weiches Gummidrain der Länge nach zu schlitzen und dieses in den Schußkanal im Gehirn einzuführen, einen Fortschritt, da dabei nach Payrs Erfahrung keine falschen Wege entstehen. In dem Lumen dieses Führungsdrains kann dann eine Sonde, eine feine Extraktionszange nachgeschoben werden. Zur Entfernung des aufgefundenen oder sicher bestimmten Geschosses wird, je nach Lage der Verhältnisse, das Gehirn inzidiert, oder zwecks Vermeidung von Blutungen stumpf mit feiner Kornzange auseinandergedrängt.

Trotz aller Vorsicht und Sorgfalt führen aber die geschilderten Maßnahmen oft genug nicht zum Ziele. Der Schußkanal schließt sich infolge des traumatischen Hirnödems und der Vorquellung des Gehirns so fest, daß er nicht verfolgt werden kann, das Geschoß ändert in dem erweichten Gehirn seine Lage. In solchen Fällen muß man sich mit der Reinigung der Hirnwunde von Zerfallstrümmern und Knochensplittern und mit der Herstellung günstiger Abflußbedingungen begnügen, ein wenig befriedigender Abschluß derartiger Eingriffe!

Bei der Unvollkommenheit der geschilderten Methoden ist es zu begrüßen, daß Payr, Tietze, Sultan, Cords u. a. durch den Versuch, den Elektromagneten für die Geschoßextraktion dienstbar zu machen, ein neues Hilfsmittel zu gewinnen suchten. Es ist von vornherein klar, daß dieses Verfahren nur bei Geschossen aus Eisen oder Stahl in Betracht kommt (also bei Granatsplittern, ev. Stahlmantelgeschossen, aber nicht beim kupfernen Infanteriegeschoß der Franzosen, oder bei der Schrapnellkugel). Daher muß die Natur des Geschosses vor dem Extraktionsversuch durch das Sideroskop festgestellt sein.

Der Elektromagnet kann nun in verschiedener Weise zur Anwendung kommen, entweder aus der Entfernung oder nach Herstellung des Kontaktes zwischen Polschuh und Geschoß. Um eine genügend starke Fernwirkung zu erzielen, sind außerordentlich starke Elektromagneten, sog. Riesenmagneten erforderlich, wie sie bereits vor einigen Jahren von Payr und neuerdings von Sultan angegeben sind.

Der nach Sultans Angaben konstruierte Riesenmagnet ist imstande, eine Stahlkugel von 4 mm Durchmesser aus einer Tiefe von 113 mm hochzuheben. Beschwert man die Stahlkugel durch ein Bleigewicht, das 50 mal so schwer ist, wie die Kugel selbst, so wird sie noch auf 26 mm angezogen.

Mit diesem Riesenmagneten konnte Sultan aus frischem Leichengehirn größere Eisensplitter ohne Schwierigkeit durch das ganze Gehirn hindurchziehen, kleine Splitter aus einer Tiefe von mehreren Zentimetern leicht herausheben. Wo derberes Gewebe den Durchtritt des Splitters hinderte, wurde dasselbe mitsamt dem darunterliegenden Splitter zeltförmig hochgehoben, so daß es an der richtigen Stelle inzidiert werden konnte, worauf sich der Splitter leicht extrahieren ließ. Gleiche Erfahrungen machte Payr. Mit Hilfe dieses Verfahrens kann also ein geeignetes Steckgeschoß sowohl vom Wundkanal aus, als auch durch jede beliebige Stelle des normalen Hirngewebes hindurch aus dem Gehirn extrahiert werden. So bestechend der Erfolg des Verfahrens, mit dem auch Cords gute Erfahrungen — allerdings nur bei 7—8 cm Tiefe — gemacht hat, auch ist, zumal jedes Suchen und Bohren im Gehirn und die ganze damit verbundene Infektionsgefahr fortfällt, so ist doch, wie Payr mit Recht hervorhebt, zu bedenken, daß der Splitter plötzlich mit ungeheurer Kraft rücksichtslos durch das Hirngewebe hindurchgerissen wird, wodurch Blutungen erzeugt werden können, und so erhebliche Zertrümmerungen der Hirnsubstanz entstehen, „daß die Austrittsstelle des Splitters an der Hirnrinde dem Krater eines Vulkans gleicht, also von aus der Tiefe mitgerissenen Hirnteilen ringförmig umwallt ist".

Mit viel geringerer Kraft kann dann gearbeitet werden, wenn die Entfernung zwischen dem Ansatz des Elektromagneten und dem Geschoß verkleinert, oder durch Heranführen des Polschuhes an das Geschoß eine Berührung mit dem letzteren erzielt wird. Auch bei einer verhältnismäßig geringen Anziehungskraft des Magneten haftet das Geschoß dann genügend fest am Polschuh, um mit demselben aus der Wunde herausgezogen zu werden. Zu diesem Zweck kann der Riesenmagnet benutzt werden, doch reichen auch Handmagneten dazu aus.

Der von Payr im Felde mitgeführte Hand-Elektromagnet hat „eine Länge von 22, einen Durchmesser von 6 cm, wiegt 2 kg. Zu ihm passen 3 Ansätze aus weichem Eisen als Polschuhe von 6, 9 und 12 cm Länge und 8 cm Dicke. Die Drahtwickelung ist so eingerichtet, daß sie für beide Arten der im Felde gebräuchlichen Röntgenapparate, von deren Vorhandensein ja ohnedies seine Anwendung abhängt, betriebsfähig ist (Strom von 65 bis 80 Volt). Seine Tragkraft beträgt 20 kg."

Daß ein für den Feldgebrauch ausreichender Elektromagnet auch im Felde improvisiert werden kann, haben die „Funker" bewiesen, die Tietze einen Apparat konstruierten, mit dem er einen 6 cm tief im Gehirn sitzenden Granatsplitter, der vorher bereits vergeblich gesucht worden war, einige Tage nach der Verletzung aus dem Gehirn extrahieren konnte.

Bei diesen schwächeren Magneten sind schwerere Gehirnschädigungen durch das herausfliegende Geschoß nicht zu befürchten. Dieser Vorteil wird aber dadurch wieder aufgewogen, daß der Ansatz des Magneten in die Hirnwunde selbst, und zwar manchmal mehrere Zentimeter tief, eingeführt und, wenn der Splitter nicht gleich folgt, in verschiedener Richtung vorgeschoben werden muß. Damit haften aber diesem Verfahren, auch wenn man den Polschuh unter dem Schutz eines Gummidrains nach Payr einführt, alle Schwächen des gewöhnlich üblichen Vorgehens an, bei dem der Elektromagnet nicht benutzt wird (mechanische Läsionen, Ausbreitung der Infektion). Die Technik von Cords, der mit dem Riesenmagneten unter Kontrolle des Röntgenschirmes arbeitet, stellt dem gegenüber eine Verbesserung dar. Cords hat bei 22 Fällen damit gute Erfolge erzielt. Immerhin gibt es zu denken, wenn von 3 mitgeteilten Fällen des Autors 2 trotz der Entfernung des Geschosses 3 Wochen nach der Operation an Hirnabszessen zugrunde gehen.

Zur Zeit läßt sich ein sicheres Urteil über das Verfahren noch nicht fällen. Jedenfalls muß aber vor einem kritiklosen Suchen nach den Geschossen im Gehirn im Vertrauen darauf, daß der Magnet das Geschoß schon herausbefördern wird, auf das dringendste gewarnt werden.

6. Zerebrale Begleiterscheinungen bei Hirnschüssen.

Eine ausführliche Besprechung der mannigfachen interessanten, im Anschluß an Schädelschüsse auftretenden Hirnstörungen würde den Rahmen dieser Arbeit weit überschreiten. Es kann um so eher darauf verzichtet werden, als einerseits die Erfahrungen des Krieges mit erfreulicher Klarheit — fast wie Tierexperimente — das uns aus der Physiologie und Pathologie Geläufige betreffs der Lokalisation der Hirnfunktionen bestätigen, andererseits die nervösen Erscheinungen, im allgemeinen wenigstens, für das chirurgische Handeln nicht ausschlaggebend sind, so wichtige Fingerzeige sie auch manchmal bilden. Es sei daher nur kurz hervorgehoben, was dem Chirurgen besonders oft begegnet.

Nach der frischen Schußverletzung des Schädels treten zunächst zerebrale Allgemeinerscheinungen als Ausdruck der erlittenen Hirnkontusion im weitesten Sinne auf. Ein verschieden lang dauernder Bewußtseinsverlust, Kopfschmerz, Schwindel, Übelkeit, auch Erbrechen, Pulsverlangsamung, die aber bald in Beschleunigung übergehen kann, eine gewisse Schläfrigkeit, in anderen Fällen Aufregungszustände sind in verschiedener Intensität meist vorhanden. Ob es sich dabei immer um die Erscheinungen einer eigentlichen Commotio cerebri handelt, bezweifelt Läwen, da bei sehr vielen Fällen die hierfür beweisende retrograde Amnesie fehlt. Seiner Ansicht nach werden die Erscheinungen oft durch Blutungen im Gehirn hervorgerufen, was sich in charakteristischer

Weise kundgibt, wenn auf ein freies Intervall erst nachträglich die bekannten
Erscheinungen auftreten. Es ist auffallend, daß bei frischen Fällen ein ausgesprochener Druckpuls meist vermißt wird (Hosemann, Frey, Eschweiler
und Cords u. a.).

Eine Stauungspapille wird dagegen sehr häufig beobachtet (Best, Payr,
v. Szily, Mutschenbacher). Sie tritt bei oberflächlichen Verletzungen des
Schädels selten auf, mit großer Regelmäßigkeit aber dann, wenn der Knochen
gesplittert und das Gehirn selbst getroffen ist. Übereinstimmend wird angegeben, daß sie am häufigsten bei Tangentialschüssen auftritt, bei Durchschüssen und Steckschüssen nicht ganz so regelmäßig. Nach Mutschenbacher
ist sie oft schon 36 Stunden nach der Verletzung nachweisbar, nach Payr und
Best erst einige Tage später. Für ihr Auftreten ist es gleichgültig, ob das
Stirnhirn, die mittleren Hirnteile, oder die Hinterhauptslappen getroffen sind,
dagegen pflegt bei verschieden starker Intensität der Stauungspapille auf der
rechten und linken Seite die stärker ausgesprochene Stauungspapille sich auf
der Seite der Verletzung zu finden. Mit besonderer Regelmäßigkeit tritt die
Papillitis dann auf, wenn die Hirnwunde sich infiziert oder eine progrediente
Enzephalitis sich ausbildet. Nach v. Szily, Uhthoff u. a. muß bei schweren
Hirnschüssen das Auftreten einer vorher nicht bestehenden Papillitis oder ihr Wiederauftreten nach vorheriger Rückbildung als ein „Signum mali ominis" gelten.

Wenn die Bewußtseinsstörung vorüber ist, — aus ihrer Dauer bestimmte
prognostische Schlüsse ziehen zu wollen, wäre durchaus irreführend — treten
die durch Herdverletzungen bedingten Ausfallserscheinungen deutlich hervor.
Dieselben sind oft so vielseitig, daß sie durch das Trauma nicht direkt hervorgerufen sein können, sondern daß man ihre Entstehung auf Fernwirkungen
verschiedenster Art — Kontrekoup, weitreichende Fissuren, multiple Blutungs-
und Erweichungsherde — zurückführen muß. Andererseits fällt immer wieder
die Geringfügigkeit der Ausfallserscheinungen trotz schwerer Herdläsionen
auf, ebenso die große Restitutionsfähigkeit der Hirnfunktionen nach Lähmungen.

Die Schußverletzungen des Stirnhirns rufen, abgesehen von den Sprachlähmungen
bei Läsion der linken 3. Stirnwindung, bei der Mehrzahl der Fälle so geringe Störungen
hervor, daß die Anschauung von der relativ geringen Wertigkeit der Stirnlappen immer
wieder bestätigt worden ist. Eine genaue Beobachtung und Untersuchung lehrt aber,
daß ein erheblicher Ausfall eines oder beider Stirnlappen sowohl auf psychischem wie auf
körperlichem Gebiet Veränderungen nach sich zieht. In ersterer Beziehung zeigen Verwundete mit schweren Hirnschüssen Zustände von geistiger Trägheit, frühzeitiger Demenz,
mitunter das Bild des katatonischen Stupors (Fall von Rosenfeld), in anderen Fällen
wieder eine chronische auffallende Lustigkeit, Witzelsucht, Disziplinlosigkeit, Sucht zu Zoten
(Poppelreuter, Dziembowski). Als körperliche Störung tritt die „frontale Ataxie"
auf, die sich in beträchtlichem Schwanken beim Gehen und Stehen, und im Vorbeizeigen
und -greifen beim Zeigeversuch nach Bárány und Greifversuch nach Rothmann geltend
macht. Derartige Beobachtungen beweisen nach Rothmann die Richtigkeit der Munk-
schen Lehre, daß das Stirnhirn ein Zentrum für das Gleichgewicht und die Koordination
der Bewegungen enthält. Nach Heilig, Sick, Röper findet sich bei Stirnhirnläsionen
stets eine Abschwächung des gleichseitigen Bauchdeckenreflexes.

Auf die durch Läsionen der linken 3. Stirnwindung und der ersten Schläfenwindung
bedingten Sprachstörungen und ihre verschiedenen Komponenten soll hier nicht näher
eingegangen werden. Nur soviel sei erwähnt, daß das Sprachzentrum nach Rothmann
offenbar zu den empfindlichsten Hirnzentren gehört, da auch bei schwachen Fernwirkungen
Lähmungen der Sprache häufig beobachtet worden sind. Die Prognose dieser Lähmungen
ist im allgemeinen nicht ungünstig und kann durch zweckmäßige Übungstherapie noch
gebessert werden.

Durch Verletzung der Zentralwindungen entstehen bekanntermaßen motorische und sensible Lähmungen der gegenüberliegenden Körperhälfte: am weitesten scheitelwärts liegt das Zentrum für das Bein, weiter abwärts für den Arm, am weitesten schläfenwärts für das Gesicht (Schlund und Kiefer). Bei Läsion der vorderen Zentralwindung allein treten nur motorische Lähmungen auf, bei Läsion der hinteren Zentralwindung sensible Lähmungen, und bei Läsion beider Windungen — sensible und motorische Lähmungen. Stets gehen die Lähmungen mit Störungen des Lagegefühls (Heilig und Sick) und des stereognostischen Sinnes (Greifstörungen — Rothmann) einher. Die motorischen Lähmungen sind zunächst schlaffe, sie können im Laufe der Zeit in spastische übergehen. Ihre Rückbildung hängt von dem durch völlige Zerstörung eines Zentrums geschaffenen dauernden Ausfall ab. Die Prognose der Lähmungen ist nach Tilmann bei Durchschüssen besser, als bei Tangentialschüssen, da bei letzteren mehr Hirngewebe zertrümmert wird. Nicht selten bleibt eine isolierte Peroneuslähmung als einziges dauerndes Ausfallssymptom bestehen (Guleke). Daß auch gelegentlich primär ganz isolierte Lähmungen einzelner Muskelgruppen auftreten können, haben Nonne (Fingerextensoren), Heilig und Sick (Peroneusparese) und Lilienfeld (Lähmung der Finger infolge Depressionsfraktur des linken Scheitelbeines durch Tangentialschuß) beobachtet. Schwerer zu erklären ist mitunter die Bilateralität der Lähmungen bei einseitiger Hirnläsion, wie sie anscheinend häufig beobachtet wurde, so von Kreuter, Klieneberger, Oppenheim, Verf. u. a. Am häufigsten sind bei solchen kombinierten Lähmungen beide Beine betroffen — bei der benachbarten Lage der zugehörigen Hirnzentren ist hier eine Schädigung des gegenüberliegenden Zentrums am leichtesten zu verstehen.

Besonderes Interesse verdient ein Fall Roemhelds, bei dem sich im Anschluß an einen linksseitigen Streifschuß der motorischen Region eine linksseitige, also homolaterale motorische und sensible Lähmung ausbildete. Ob eine Fernwirkung oder das bisweilen vorkommende Fehlen der Pyramidenkreuzung die Ursache dieser gleichseitigen Lähmung war, läßt Roemheld offen.

Das im Hinterhauptslappen liegende Sehzentrum scheint traumatischen Läsionen gegenüber besonders empfindlich zu sein, da es (nach Rothmann) schon bei leichten Streifschüssen des Hinterhauptes mit völliger Blindheit, die allerdings bald wieder vorübergeht, reagiert. Eine dauernde Erblindung scheint nur selten vorzukommen, wenigstens haben Axenfeld und Uhthoff nie eine solche beobachtet. Dauernde Gesichtsfeldeinschränkungen und -defekte kommen dagegen recht häufig vor, und zwar scheint die untere Hälfte des Gesichtsfeldes besonders oft auszufallen — entsprechend der stärkeren Exponiertheit der oberen Hirnabschnitte an der Fissura calcarina, wo sich die Zentren für die unteren Gesichtsfeldhälften finden. Bei doppelseitigem Ausfall des Gesichtsfeldes braucht nicht eine direkte Verletzung beider Sehzentren durch das Geschoß vorzuliegen, da auch bei einseitiger Schädelverletzung infolge der unmittelbaren Nachbarschaft der beiderseitigen Sehzentren indirekte Verletzungen derselben durch Blutungen, Knochensplitter usw. hervorgerufen werden können (Axenfeld). Auf die Wichtigkeit einer regelmäßigen Prüfung auf Seelenblindheit hat Poppelreuter hingewiesen („Sehen bedeutet noch nicht optisches Erkennen"). Als Reizsymptome der Sehzentren treten Gesichtshalluzinationen auf (v. Mutschenbacher, Axenfeld).

Verletzungen der Kleinhirnregion scheinen, entsprechend der geschützten Lage des Kleinhirns, ziemlich selten vorzukommen oder doch nur selten lebend in unsere Behandlung zu gelangen. Ich habe wiederholt gesehen, daß Schußwunden, die über dem Okzipitallappen lagen, fälschlich für Kleinhirnverletzungen gehalten wurden. Die Kleinhirnregion beginnt erst unterhalb der Protub. occip. ext.!

Oft genug sind die Erscheinungen der Kleinhirnverletzung so gering, daß sie völlig übersehen oder als funktionell angesehen werden, um so mehr, als auch die subjektiven Beschwerden (Kopfschmerz, Schwindel beim Bücken und bei Lagewechsel, geringe Unsicherheit beim Gehen) sehr geringfügig und vieldeutig sein können. Der „zerebellare Symptomenkomplex" besteht nach Goldstein aus folgenden objektiven Symptomen:

1. Typisch zerebellarer breitbeiniger Gang mit dauerndem Schwanken des Körpers,
2. abnorme Kopf- und Rumpfhaltung und allgemeines Schwanken beim Gehen,
3. Nystagmus,
4. einseitige Ataxie, und zwar gleichseitig mit dem Herd,
5. eine gewisse Schwäche und Schlaffheit der Extremitäten,

6. das Vorbeizeigen bei dem B á r á n y schen Zeigeversuch: der Kleinhirnkranke zeigt bei geschlossenen Augen an einem vorher sehend berührten Punkt in bestimmter Richtung vorbei,
7. Adiadochokinesis,
8. Störungen in der Schätzung von Gewichten und
9. Fehlen des Rückschlages bei der Widerstandsprüfung.

Die Erfahrung hat nun gelehrt, daß jede Hirnverletzung, auch die Herdläsion, neben den spezifischen, von der Verletzung eines bestimmten Hirnzentrums abhängigen Störungen auch zerebrale Störungen allgemeiner Art auslöst. Fast immer ist das Gedächtnis und die Merkfähigkeit (= Behalten neuer Eindrücke) geschädigt, man findet leichte Ermüdbarkeit. geringe Krankheitseinsicht und gehobene Stimmung, in anderen Fällen Depressionszeichen, eine leichte Urteilsschwäche, in seltenen Fällen ausgesprochenen Stupor und zunehmende Verblödung. Bei genauer Prüfung lassen sich oft Störungen komplizierterer Geistesverrichtungen nachweisen, während einfache Aufgaben anscheinend in normaler Weise bewältigt werden (bestimmte Sehstörungen, Rechenstörungen). Oft ändert sich der Charakter der ganzen Persönlichkeit.

Es ist von nicht zu unterschätzender Bedeutung, daß Neurologen und Psychiater (Goldstein, Hartmann, Poppelreuter) im Verein mit erfahrenen Pädagogen rechtzeitig die Wichtigkeit dieser Frage betont, und durch Einrichtung der Übungsschulen für Hirnverletzte die systematische Behandlung solcher Störungen in die Wege geleitet haben. Die dabei angewandten Methoden bezwecken, „den gesamten geistigen Besitzstand an Vorstellungsmaterial zu revidieren, soweit er geschädigt ist, pädagogisch neu zu bilden, und mit diesem Material alle Einzelleistungen geistiger Tätigkeit funktionell therapeutisch zu beeinflussen". Die erzielten Resultate sind erfreulich, da im Gegensatz zu den „Gehirnsiechen" der Friedenszeit die Schädelschußverletzten (den Ausdruck „Gehirn-Krüppel" würde ich doch vermeiden!) ein im ganzen gesundes Gehirn haben, das in hohem Grade restitutionsfähig ist. „Durch strukturelle Zerstörungen getrennte Bahnen und Zentralstätten können auf anderen intakten Wegen strukturell und funktionell noch in Beziehung treten. Für mehr minder ausgeschaltete Hirnregionen können funktionell verwandte eintreten und allmählich die Funktionen übernehmen. Entstandene Defekte können durch Mehrarbeit und Anpassung anderer Regionen so ersetzt werden, daß praktisch genommen der Defekt gedeckt ist" (Hartmann).

Mit Recht wird verlangt, daß mit dieser Übungstheorie frühzeitig begonnen werden soll, da davon der Erfolg zum guten Teil abhängt. Andererseits möchte ich davor warnen, Hirnverletzte zu früh geistiger und auch körperlicher Arbeit und Anstrengung zu unterziehen, da sie dann leicht versagen und zweifellos geschädigt werden. In letzterer Beziehung verdient erwähnt zu werden, daß Hirnverletzte gegen Hitze und Sonnenbestrahlung außerordentlich überempfindlich sind, und daher die ihnen gewöhnlich schon früh erlaubte und anempfohlene Feldarbeit in der Sonnenhitze sehr schlecht vertragen. Ich habe wiederholt ganz akute Verschlechterungen danach beobachtet.

Auf die im Gefolge von Schädelschüssen auftretende traumatische Epilepsie soll weiter unten noch ausführlicher eingegangen werden.

7. Verlauf und Komplikationen.

Bei allen frischen Schädelschüssen, die zu einer Zertrümmerung der knöchernen Schädeldecke und zur Zerreißung der Dura mater und des Hirngewebes geführt haben, und bei denen die äußere Wunde nicht zu klein ist oder durch vorgelagerte Knochensplitter verlegt wird, entleert sich zertrümmertes Hirngewebe, Hirnbrei, aus der Wunde. Bei kleinen Durch- und Steckschußwunden quillt nur wenig Hirnbrei vor, oft gelangt er nur bis unter die Haut und wird erst nach Exzision der Weichteilwunde entdeckt. Bei weit offenen Tangentialschüssen, bei denen die Hirnwunde breit zutage liegt, fließen ständig neue Hirnmassen aus der Tiefe ab. Trotzdem vergrößert sich die durch das Trauma geschaffene Höhle im Gehirn nicht, vielmehr rückt der Boden der Zerfallshöhle immer mehr an die Oberfläche, in das Niveau der übrigen Hirnoberfläche, so daß der Hirndefekt schon nach kurzer Zeit ausgefüllt wird und scheinbar verschwindet. Dabei bleibt es aber nicht, sondern das Gehirn wölbt sich bald über die Umgebung vor, es quillt aus der Knochenlücke, ja aus der Weichteilwunde heraus: es entsteht so der

Hirnprolaps.

Es ist klar, daß diese Erscheinung auf eine Volumenzunahme des Schädelinhaltes und eine damit zusammenhängende Drucksteigerung innerhalb der Schädelhöhle zurückzuführen ist. Diese wird durch das in der Umgebung der Verletzungsstelle stets auftretende Ödem des Hirngewebes und durch Zunahme der Liquormasse in den Ventrikeln und den subarachnoidalen Räumen bedingt. Das Hirnödem ist anfangs eine rein lokale Erscheinung, die sich auf die dem eigentlichen Zertrümmerungsherd benachbarten, durch das Trauma stets noch indirekt geschädigten Hirnpartien (Seitenstoß, Blutungen, Knochensplitter usw.) beschränkt. Es breitet sich allmählich weiter über die Hemisphäre aus und kann beim Hinzutreten einer Infektion enorme Ausdehnung gewinnen. Mit Tilmann, Payr, Wilms u. a. halte ich das traumatische Hirnödem für eine Reaktion des Hirngewebes auf die mechanische Läsion, die zunächst ohne jedes Zutun einer bakteriellen Entzündung zustande kommt. Aus ihm kann aber jederzeit ein infektiös-entzündliches Hirnödem hervorgehen.

In ähnlicher Weise ist die Liquorvermehrung in den Ventrikeln und den subarachnoidalen Hohlräumen aufzufassen. Es handelt sich auch hier zunächst um eine Meningitis serosa traumatica aseptica (Payr).

Der infolge der geschilderten Vorgänge auftretende Hirnprolaps vergrößert sich beim Ausbleiben einer stärkeren Infektion langsam und erreicht nur eine bescheidene Größe, die von dem Umfang der Knochen- und Durawunde abhängt. Im allgemeinen wird er nicht größer als walnußgroß, er behält dann einige Zeit diese Größe bei, und bildet sich dann spontan wieder zurück, indem sein Gefüge ein festeres wird, oberflächliche Nekrosen sich abstoßen, und seine Oberfläche sich mit guten Granulationen gedeckt. Das Allgemeinbefinden ist während der ganzen Zeit nicht nennenswert beeinflußt, nachweisbare Hirndruckerscheinungen bleiben aus.

Ganz anders gestaltet sich der Verlauf, wenn eine stärkere Infektion hinzutritt. In solchen Fällen breitet sich das schnell zunehmende Ödem rapide aus, und schon nach wenigen Stunden kann ein großer Prolaps unter starkem Druck entstehen, der sich rasch weiter vergrößert. Da das Hirngewebe immer stärker aus der Knochenöffnung hervorgepreßt wird, wird diese bald zu eng für die herausquellenden Hirnmassen, sie schnürt die Basis des Prolapses ein und es entsteht die Prolapseinklemmung, die ihrerseits zu neuen Störungen führt: denn durch die Einklemmung des Prolapsstieles wird der Rückfluß von Blut und Lymphe aus dem Prolaps behindert, es kommt zur Stauung, zu Blutungen, Ernährungsstörungen, Nekrose. Andererseits wird jeder Abfluß aus den tieferen Partien der Hirnwunde unterbunden, und es muß hier zur Retention, Abszeßbildung, fortschreitender Enzephalitis kommen. Diese Form des Prolapses wird im Gegensatz zur gutartigen, nichtinfektiösen als „gefährlicher" (Wilms), „maligner" (Payr) Prolaps bezeichnet. Daß er die weitere Ausbreitung der

Infektion, sowohl im extrakraniell, wie im intrakraniell gelegenen Teil der Hirnwunde nicht nur begünstigt, sondern geradezu notwendig macht, bedarf kaum
der Erwähnung. Man findet daher in solchen Prolapsen häufig Abszesse (um
Knochensplitter herum) und jauchig-septischen, fortschreitenden Zerfall der
Prolapsmassen, die immer wieder aus der Tiefe nachquellen. Bei der Ein-
mündung von tiefen Eitergängen am Prolapsstiel treten Eiteransammlungen
zwischen Prolaps und Haut und von hier aus ausgedehnte Phlegmonen der
Kopfschwarte auf. Auf die Retention, Abszeßbildungen, das Fortschreiten der
Infektion im Gehirn selbst ist schon hingewiesen worden.

Eine besondere Gefahr bildet bei größeren Prolapsen die Anteilnahme
des Seitenventrikels an der Bildung des Prolapses. Denn der Seitenventrikel
wird mit dem umgebenden Hirngewebe in der Richtung des Prolapses angezogen
(Ernst) oder buchtet sich bei Bestehen eines Hydrozephalus und bei stärkerem

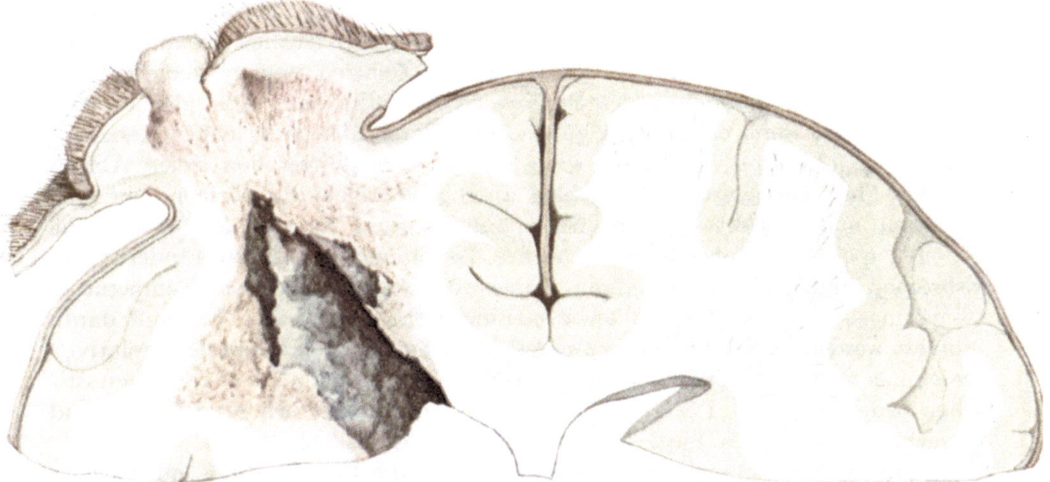

Abb. 4. Hirnprolaps mit Ausbuchtung des Ventrikels und sekundärer Infektion derselben.
(Präparat des Straßburger Instituts für pathologische Anatomie.)

Innendruck auch aktiv gegen den Prolaps hin vor (Payr). Dadurch gelangt ein
Fortsatz des Seitenventrikels schließlich in den Stiel des Prolapses und durch
diesen in den Prolaps selbst hinein, und ist hier den verschiedensten Schädigungen
ausgesetzt. Abb. 4. Abgesehen von der Infektionsgefahr kann der Ventrikel
durch den Zerfall des Prolapses sowohl, als auch durch oberflächliche operative
Eingriffe eröffnet und damit das Schicksal des Verletzten in der Regel besiegelt
werden. Es kommt dann zur Ausbildung einer Ventrikelfistel, aus der sich
anfangs klarer, bald aber sich trübender und eitrig werdender Liquor, gewöhnlich
in großen Mengen, entleert. Im Anschluß an das Entstehen dieser Liquor-
fistel tritt zunächst nicht selten eine deutliche Besserung im Befinden des Kranken
auf: er kommt wieder zu sich, die Druckerscheinungen gehen zurück, Temperatur
und Puls werden besser und der vorher beängstigend sich vorwölbende Prolaps
sinkt auffallend zusammen. Die Besserung ist aber — abgesehen von ganz
seltenen Ausnahmen (vgl. Fall von Burckhardt, 3 Fälle von Fr. Müller,
Fälle von Ranzi) — stets eine vorübergehende. Mit der Beseitigung des Innen-

druckes gelangt die Infektion aus der Umgebung in den eröffneten Ventrikel hinein, und in kurzer Zeit entwickelt sich die tödliche Basilarmeningitis.

Es ist ein Verdienst von Payr und Wilms, auf die verschiedene Bedeutung des benignen und malignen Prolapses besonders aufmerksam gemacht zu haben. Die Ansicht von v. Brunn, der es als „ein sehr günstiges Zeichen" ansieht, „wenn bald ein Hirnprolaps auftrat und einige Zeit vorhielt", wird wohl kaum jemand teilen. Der Prolaps ist immer prognostisch ernst zu bewerten, da auch der gutartige Hirnvorfall keine ungefährliche Komplikation darstellt (Sekundärinfektion infolge der pulsatorischen und respiratorischen Schwankungen der vorliegenden Hirnteile!). Bedrohlich ist der Zustand aber, sobald ein maligner Prolaps vorliegt.

Die Unterscheidung der beiden Formen ist nicht immer einfach, sehr oft kommt man erst im Laufe von Tagen zu der richtigen Beurteilung, besonders dann, wenn ein anfangs gutartiger in einen gefährlichen Prolaps übergeht. Neben dem schnellen Wachstum des Hirnvorfalls ist die Pulsation desselben das wichtigste Merkmal: während der gutartige Prolaps deutlich pulsiert, nimmt die Pulsation mit dem stärkeren Vorquellen des Gehirns immer mehr ab, und hört nach der Einklemmung des Prolapses bald völlig auf. Das gleiche tritt auch dann ein, wenn ein an sich gutartiger Prolaps infolge zu enger Knochenöffnung eingeklemmt wird, oder wenn ein Knochensplitter den freien Abfluß aus der Tiefe behindert. Hier fehlen aber gewöhnlich die übrigen, auf eine Infektion und stärkeren Hirndruck hinweisenden Symptome. Als solche treten Papillitis, Kopfschmerzen, leichte Benommenheit, Pulsveränderungen, Erbrechen hinzu, oft, aber anfangs keineswegs regelmäßig, auch Temperatursteigerungen, ev. die Zeichen einer meningitischen Reizung. Es muß daran erinnert werden, daß bei solchen zweifelhaften Fällen auch schon der „relative" Druckpuls (normale Pulszahl bei erhöhter Temperatur — Kocher) von diagnostischer Bedeutung ist. Die Lumbalpunktion ergibt dabei erhöhten Druck und vermehrte Mengen des Liquor und vermehrten Eiweißgehalt.

Für die Behandlung eines Hirnprolapses ist die Entscheidung, mit welcher Form des Prolapses man es zu tun hat, von ausschlaggebender Bedeutung. Bei dem einfachen Prolaps wird man einfach zuwarten dürfen, bei dem malignen Prolaps muß so schnell wie möglich eingegriffen werden. Von grundlegender Bedeutung ist es, sich dabei klar zu machen, daß der Prolaps stets nur eine Begleiterscheinung und keine selbständige Erkrankung ist, und daß somit Eingriffe, die sich gegen den Prolaps als solchen, nicht aber gegen seine Ursache richten, nur als symptomatische, wenn nicht als zwecklose Eingriffe zu gelten haben. Die vielfach empfohlene Abtragung des Prolapses, die sogar zu wiederholten Malen an demselben Fall ausgeführt worden ist, ist aus diesem Grunde zu verwerfen, um so mehr, als dabei oft unnötig viel Hirngewebe geopfert wird und der vorgebuchtete Ventrikel eröffnet werden kann. Eine Abtragung von Teilen des Prolapses ist nur dann statthaft, wenn es gilt nekrotische, ohnehin verlorene Teile des Prolapses zu beseitigen, besseren Abfluß zu sichern oder Zugang zur Tiefe zu gewinnen. Die plastischen Deckungen. die zur Verhinderung des Hervortretens des Prolapses vorgeschlagen werden (Läwen, Frey, Orth u. a.), sind daher ebenso zu widerraten, wie festkomprimierende, als Pelotte wirkende Tampons (Goetjes u. a.), da durch beide Maßnahmen die Ursachen des Vorfalles, das Hirnödem, Abszesse, die progre-

diente Enzephalitis, nicht beeinflußt werden. Ich warne vor derartigen Maßnahmen, deren wahrhaft furchtbare Wirkungen ich leider oft genug gesehen
habe, wenn uns Transporte mit schon operierten Schädelschüssen zugingen.

Die Richtlinien, die uns für die Beurteilung des Prolapses gegeben sind,
wenn wir kausale Therapie treiben wollen, sind meines Erachtens folgende.

1. Der gutartige Hirnprolaps ist der Ausdruck einer Druckvermehrung
im Innern des Schädels (infolge Hirnödem, Liquorvermehrung, Blutungen, traumatischer Hirnerweichung), die während einiger Zeit in mäßigem Grade auftritt, und sich dann spontan zurückbildet. Hier braucht gegen den Prolaps
überhaupt nichts zu geschehen [1]), im Gegenteil: jede Behinderung der durch
die Öffnung im Schädel ermöglichten Druckentlastung muß schaden. Ein
Eingriff kommt hier nur in Frage, wenn das Loch im Knochen so eng ist, daß
der Prolaps in Gefahr kommt, eingeklemmt zu werden. Dann ist die Schädelöffnung ausgiebig zu erweitern (Payr, Kümmell, Passow, Guleke u. a.).

2. Beim malignen Hirnprolaps handelt es sich um schnell wachsenden
Hirndruck infolge infektiös-entzündlicher Vorgänge im Gehirn, Retention, Hirnabszeß, progredienter Enzephalitis. Hier muß Abfluß geschaffen werden, und
das kann nur durch breite Eröffnung des Schädels und Freilegung des Eiter-
oder Einschmelzungsherdes im Gehirn und durch ausgiebige Drainage geschehen.
Sitzt der Herd oberflächlich, so genügt eine Inzision durch den Prolaps hindurch.
Bei tiefem Sitz ist eine breitere Freilegung und dazu oft die trichterförmige
Abtragung eines Teiles des Prolapses, ev. auch oberflächlicher Hirnteile von-
nöten. Besteht eine Liquor(Ventrikel)-fistel, so ist durch häufigen Wechsel
des Verbandes eine möglichst gleichmäßige Aufsaugung der sich entleerenden
Liquormassen anzustreben. Die Einführung eines Drains in den noch nicht
infizierten Ventrikel widerrate ich mit Payr, Burckhardt u. a., dagegen ist
auf zweckmäßige Lagerung zu achten.

Auf diese Weise gelingt es oft, eine Besserung im bedrohlichen Krankheitsbild hervorzurufen, ja den Kranken der Heilung entgegenzuführen. Die
Hirndruckerscheinungen gehen zurück, der Prolaps und die Abszeßhöhle reinigt
sich, und langsam granuliert die Oberfläche der Wunde zu. Leider ist eine
Heilung bei diesen Fällen, trotz Eröffnung des Infektionsherdes, keineswegs
häufig. Sehr oft schließt sich an den Eingriff eine progrediente Enzephalitis an,
die in kurzer Zeit unerbittlich zum Tode führt. Bei anderen Fällen kommt
es während des Wundheilungsprozesses zu erneuter Retention, zum Abszeß-
rezidiv. Besonders tragisch gestaltet sich das Geschick dieser Fälle, wenn
infektiöse Spätkomplikationen noch monate-, selbst jahrelang nach erfolgter
Wundheilung plötzlich zum Tode führen. Davon ist noch weiter unten
die Rede.

Ähnlich dem Hirnprolaps ist die

Encephalomalacie und Encephalitis,

nicht eine zufällig zu dem Verlauf sich hinzugesellende Komplikation, sondern
eine notwendige Folge jeder Hirnschußverletzung. Stets findet sich um die
eigentliche Zertrümmerungshöhle herum, die mit zerfallenem, aus seinem Zusam-

---

[1]) Ob die von Klapp empfohlene Absaugung der Ödemflüssigkeit durch sterilen
Sand nach Thies, oder die Anwendung der Höhensonne nach Hofmann sich bewährt,
müssen erst ausgiebigere Untersuchungen lehren.

menhang gelösten Hirngewebe angefüllt ist, eine Zone indirekt gschädigter Hirnsubstanz, die infolge der Erschütterung, Quetschung, Blutung, Auflockerung und Durchtränkung durch Ödemflüssigkeit, und durch die Anwesenheit von Knochensplittern in ihrer Vitalität geschädigt ist, und stets zum Teil durch Erweichung zugrunde geht. Die dabei sich abspielenden Vorgänge können von vornherein infektiös-entzündlicher Natur sein und haben dann ausgesprochen progressiven Charakter. Das ist aber keineswegs regelmäßig der Fall, vielmehr handelt es sich anfangs oft um eine rein traumatische Enzephalitis, die auf die mechanischen Insulte zurückzuführen ist.

Diese Encephalitis traumatica bleibt, so lange keine schwerere Infektion hinzutritt, örtlich begrenzt, sie hat nicht die Neigung zu schneller Ausbreitung, und kann nach genügender Entleerung der Zerfallsmassen unter Narbenbildung ausheilen. Da das Hirngewebe nicht die Fähigkeit hat, sich zu regenerieren und auch relativ wenig Stützgewebe enthält, das zur Narbenbildung beitragen könnte, so dauert eine solche Heilung lange Zeit, und kommt nicht etwa durch einen vollen Ersatz des Defektes durch Narbengewebe, sondern durch Heranziehung der benachbarten Hirnteile durch die allmählich schrumpfende Narbe zustande. Da die Hirnhäute, vor allem die Weichteildecken des Schädels eine viel größere Proliferationsfähigkeit und Heilungstendenz haben, so schließen sich die Wundhöhlen bei Hirndefekten sehr häufig an der Oberfläche früher, als in der Tiefe. Es kommt dadurch zum Bestehenbleiben von Resten der Erweichungshöhle unter scheinbar völlig vernarbten Wunden, und infolgedessen sehr häufig zur Ausbildung von Zysten und Spätabszessen, da eine Resorption des Inhaltes solcher Höhlen nur in den seltensten Fällen vorkommen dürfte.

Ganz anders gestaltet sich der Verlauf der infektiös-entzündlichen, eitrigen, progredienten Enzephalitis. Bei dieser ist das rapide Umsichgreifen der Infektion in dem geschädigten, wenig widerstandsfähigen Hirngewebe das Wesentliche; unter ihrer Einwirkung greift die zunächst unter dem Bilde der roten Erweichung, dann der eitrigen Einschmelzung verlaufende Enzephalitis schnell auf scheinbar intakte Nachbargebiete des Gehirns über. Sie breitet sich einerseits konzentrisch um den ursprünglichen Herd oder den Schußkanal aus und ergreift somit einen immer breiter werdenden Bezirk der Hemisphäre, andererseits dringt sie der Faserrichtung des Stabkranzes folgend immer weiter in die Tiefe vor, so daß der ganze Erweichungsherd Keil- oder richtiger Sektorform mit nach innen gerichteter Spitze annimmt. Eine Abgrenzung und Abkapselung der erweichten Partien, also der Übergang in einen zirkumskripten Abszeß, kommt zwar vor, ist aber selten. Das Bild erinnert vielmehr, wie Payr treffend hervorhebt, an eine diffuse Phlegmone des Hirngewebes, in deren Bereich multiple Eiteransammlungen die Regel sind. Der Verlauf wird besonders beschleunigt, wenn infolge Arrosion von Blutgefäßen stärkere Blutungen in die erweichten Massen hinein erfolgen. Es kommt dabei nicht selten zur Zertrümmerung des größten Teiles einer Hemisphäre, die dann in einen blutigen Brei verwandelt wird. Die Prognose dieser Fälle ist stets eine infauste.

Bei der Art der Ausbreitung der progredienten Enzephalitis drohen hauptsächlich zwei Gefahren: die eitrige Meningitis und der Durchbruch des enzephalitischen Herdes in die Ventrikel. Ein direktes Übergreifen des Prozesses

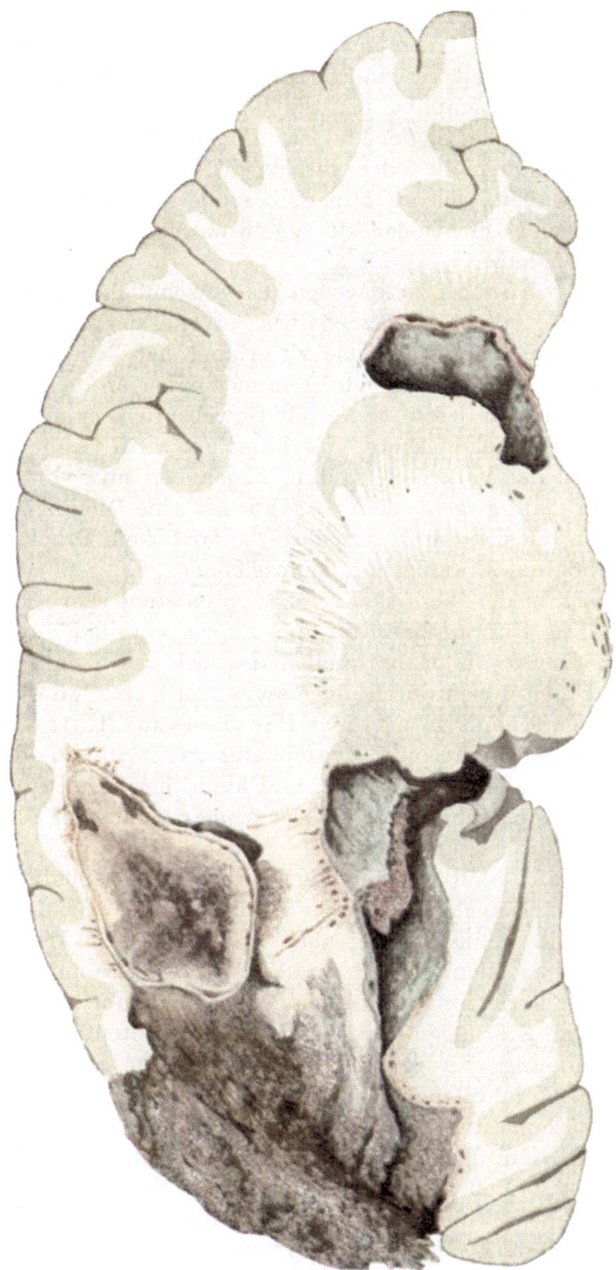

Abb. 5.　Progrediente Enzephalitis nach Tangentialschuß mit Durchbruch in den Ventrikel. Präparat des Straßburger Institutes für pathologische Anatomie.

auf die Meningen infolge seiner Ausbreitung an der Hirnoberfläche scheint
relativ selten vorzukommen. Gegen dieses Vorkommnis bietet zweifellos der
frühzeitig auftretende Prolaps, der die Hirnoberfläche in der Umgebung der
Verletzungsstelle flächenhaft gegen die Schädeldecken preßt und zu einer breiten
Verklebung der Hirnhäute führt, einen gewissen Schutz. Der Einschmelzungs-
prozeß muß sich daher schon weit ausdehnen, um an aufnahmefähige Meningen
zu gelangen, wenn nicht die Lymphbahnen die Übertragung vermitteln. Die
Erfahrung lehrt, daß das nicht häufig der Fall ist. Dagegen scheint das Stadium,
in dem der Prolaps zusammenfällt oder zurückgeht, wenn also die Spalten
wieder die Möglichkeit haben, sich zu öffnen, besonders gefährlich bezüglich
der Entstehung meningealer Infektionen zu sein, worauf ich in einer früheren
Arbeit schon hingewiesen habe.

Der Ventrikeldurchbruch ist dagegen die gewöhnliche Endstation in
der Entwicklung der progredienten Enzephalitis. Wenn der enzephalitische
Prozeß größere Ausdehnung nach der Tiefe zu erlangt hat, kriecht die nach
innen gerichtete Spitze des Erweichungsherdes immer näher an den Seitenventrikel heran, bis schließlich die letzte trennende Gewebsbrücke aufgelöst oder,
bei stärkerem Druck im Erweichungsherd, durchbrochen wird. (Abb. 5.) Nach
Ernst wird dabei zuerst das Ventrikelependym abgehoben und vorgebuchtet,
dann perforiert. Sehr häufig geht dem Durchbruch eine Meningitis serosa
intraventricularis voran, die sich durch vermehrte, unter hohem Druck stehende
Liquormengen mit erhöhtem Eiweißgehalt kennzeichnet.

Ist der Durchbruch in den Ventrikel erfolgt, so entsteht sehr schnell eine
basilare Meningitis. Die Eiterung ergreift die Plexus chorioidei und Telae
chorioideae, die nach Ernst die Hauptquellen des sich rasch entwickelnden
Pyozephalus sind, und breitet sich durch die Fissura transversa, an der Grenze
zwischen Vorder- und Zwischenhirn, nach der Hirnbasis aus (Chiari, Ernst,
Mönkeberg). Der dabei entstehende Pyozephalus greift in der Regel auf
den Ventrikel der anderen Hemisphäre über, und kann hier sogar zu viel aus-
gedehnterer Eiteransammlung führen, als auf der primär befallenen Seite (wohl
wegen ungünstigerer Abflußbedingungen).

Wir sehen diese ganz akut verlaufende Form der Enzephalitis sowohl
bei frischen Hirnschüssen, als auch bei älteren Fällen auftreten. Bei den frischen
Fällen kann sie innerhalb weniger Tage, auch erst nach 2—3 Wochen zum
Tode führen (Uffenorde beobachtete z. B. drei Ventrikelschüsse mit Meningitis,
die 13—18 Tage nach der Verletzung mit freiem Sensorium lebten!). Bei älteren
Fällen schließt sie sich an Störungen des Wundverlaufes, Retentionen, Abszeßbildung, Prolapseinklemmung, chirurgische Eingriffe an, oder sie tritt als Spät-
enzephaltitis monate-, ja jahrelang nach völligem Wohlbefinden auf. Bei
vielen Fällen von Spätenzephalitis verläuft der Krankheitsprozeß außerordentlich
schleichend, indem er langsam um sich greift, ohne nachweisbare Erscheinungen
zu machen, bis dann der schließliche Durchbruch in den Ventrikel das tödliche
Ende ganz unvermittelt herbeiführt. Bei anderen Fällen sind dagegen vorher-
gegangene Störungen, langdauernde Fisteln, Zysten, Abszesse, Knochensplitter
nachzuweisen, die die Ursache für die Entstehung der Spätenzephalitis abgeben.
Sehr häufig ist sie die Folge chirurgischer Eingriffe im Spätstadium, so bei
der Operation von Zysten, Abszessen, Fisteln und Splitterextraktionen, auch
wenn es sich um ganz einfache schonende Eingriffe handelt. Das Auftreten

der tödlichen Spätenzephalitis nach derartigen, an sich denkbar einfachen Eingriffen beweist die langdauernde geringe Widerstandsfähigkeit des Hirngewebes nach Schädelschüssen gegen Schädigungen verschiedenster Art und lehrt sie fürchten (ganz im Gegensatz zu der Auffassung Oehlers).

Die wichtigsten klinischen Symptome der akut progredienten Enzephalitis nach Schädelschüssen sind Benommenheit und Kopfschmerz, und die bei diesen Fällen fast nie fehlende Neuritis optica, die gewöhnlich nach einem verschieden langen freien Intervall nach dem Abklingen der ersten Verletzungsfolgen auftreten (Enderlen). Bei Vorhandensein einer Lücke im Schädel kommt es unter starkem Druck zum ständig zunehmenden Vorquellen von Hirnmasse, zu dem oben geschilderten malignen Prolaps. Erbrechen, leichte meningitische Erscheinungen, geringe, in ihrer Intensität schwankende Nackensteifigkeit und Temperatursteigerung können hinzutreten. Nicht selten wird man durch die in krassestem Gegensatz zur Schwere der lokalen Erscheinungen stehende Euphorie der Kranken in Staunen versetzt. Ein ausgesprochener Druckpuls fehlt häufig (wohl infolge des Bestehens der entlastenden Schädelöffnung). Im Gegenteil sieht man oft hohe Pulszahlen und Fieber von septischem Charakter (Payr). Die Lumbalpunktion ergibt meist vermehrten Druck und Eiweißgehalt im Liquor (begleitende Meningitis serosa). Eine bei septischer Enzephalitis plötzlich auftretende Halbseitenlähmung weist auf das Übergreifen des Prozesses auf die innere Kapsel hin (Payr).

Im Momente des Durchbruches in den Ventrikel treten stets schwere, oft von Kollaps begleitete Erscheinungen auf. Der Puls wird unregelmäßig und klein, die Atmung setzt vorübergehend aus, das Bewußtsein erlischt schnell (wo es noch vorhanden war), und nach vorübergehendem Toben tritt ein tiefes Koma ein, in dem die Kranken oft in wenigen Stunden zugrunde gehen. Nach Bárány beobachtet man bei der Ventrikelperforation das plötzliche Auftreten eines starken vertikalen oder rotatorischen Nystagmus.

Die Beschwerden bei der schleichend verlaufenden Spätenzephalitis sind oft ganz vorübergehender Natur, es können lange Latenzperioden auftreten. Gerade diese Symptomlosigkeit während der Entwicklung macht die Erkrankung so unheimlich. Ab und zu kommt es zu leichten Temperaturerhöhungen, zu mäßigen Kopfschmerzen, gelegentlich tritt Erbrechen dabei auf. Schwerere Druckerscheinungen bleiben lange aus. Es findet sich aber nach Finkelnburg auf der erkrankten Schädelseite ausgedehnter Klopfschmerz und ein auffallender Wechsel der Pulsfrequenz bei Lageänderungen des Kranken: nach längerer Horizontallage steigt der Puls beim Aufrichten bis zu 120 Schlägen in der Minute, und kehrt erst langsam zur Norm zurück. Einen weiteren Anhaltspunkt für das Bestehen eines entzündlichen Hirnprozesses kann die Lumbalpunktion ergeben, wenn sie erhöhten Liquordruck und vermehrte Eiweißmengen im Liquor nachweist. In der Regel sind die Erscheinungen bei der chronischen Enzephalitis aber so geringfügig, daß sie leicht übersehen werden, und die Diagnose erst gestellt wird, wenn der den Prozeß zum Abschluß bringende Ventrikeldurchbruch oder eine Meningitis auftritt.

Als seltener Abschluß einer chronischen Enzephalitis sei die tödliche Spätapoplexie kurz erwähnt, die durch Übergreifen des Erweichungsprozesses auf die Gefäßwand zustande kommt (Fall von Nieny).

Die Therapie steht der progredienten Enzephalitis machtlos gegenüber.

Ausgiebige Freilegung und Ausräumung der Zerfallshöhle, Entfernung von Knochensplittern und Fremdkörpern, Druckentlastung (ev. Lumbalpunktion!) und Drainage können im Frühstadium noch eine gewisse Aussicht auf Erfolg haben. Meist macht man dabei allerdings die traurige Erfahrung, daß der Prozeß danach doppelt schnell fortschreitet. Die Versuche, durch gewebshärtende und gleichzeitig antiseptisch wirkende Mittel dem Umsichgreifen der Erkrankung entgegenzuwirken (Alkohol, verdünnte Formalinlösung, in neuester Zeit Carrel-Dakinsche Lösung nach Dobbertin) haben bis jetzt zu keinem sicheren Ergebnis geführt. So muß die richtige Behandlung der Enzephalitis noch gefunden werden.

Die anfängliche, traumatisch-aseptische Enzephalitis bildet ein günstigeres Oojekt für die Behandlung. Die Friedenspraxis hat gelehrt, daß sie am glattesten bei völligem Schluß der Wunde ausheilt. Wenn es gelingt, solche Fälle vor Eintritt schwerer Infektion zu operieren, alles infektiöse Material aus der Wundhöhle herauszuschaffen, dann ist für diese Fälle die primäre Naht das beste Verfahren. Leider trifft diese Voraussetzung nur in Ausnahmefällen zu.

Der Hirnabszeß.

Neben der progredienten Enzephalitis stellt der Hirnabszeß die größte Gefahr für die Hirnschußverletzten dar. Während dort der Prozeß unter dem Bilde einer diffusen Phlegmone verläuft, handelt es sich hier um einen oder mehrere zirkumskripte Eiterherde. Eine scharfe Tennung ist vielfach nicht durchführbar, da im Bereich des enzephalitischen Herdes häufig kleinere oder größere Eiteransammlungen auftreten, andererseits aus einem Hirnabszeß jederzeit eine progrediente Enzephalitis hervorgehen kann.

Man unterscheidet zweckmäßig den während der ersten Wochen nach der Schußverletzung auftretenden Frühabszeß, von dem erst nach längerem Latenzstadium auftretenden Spätabszeß.

Der **Frühabszeß** entsteht in der Regel dadurch, daß der Schußkanal durch Gewebstrümmer, Blutkoagel, Knochensplitter verlegt, oder durch starkes Vorquellen des Hirnes in die Knochenlücke zusammengedrückt wird, wodurch es zur Retention und Stauung der Wundsekrete und Zerfallsmassen kommt. Auch bei freiem Abfluß aus der Hauptöffnung der Wunde können Abszesse in der Tiefe sich bilden, wenn einzelne Buchten und Taschen der Zerfallshöhle abgeschnürt werden, die oberflächlicher gelegenen Hirnteile sich zusammenlegen oder wenn infizierte Knochensplitter und vor allem Steckgeschosse in tiefere Hirnabschnitte gelangen, wo sie nicht mehr in offenem Zusammenhang mit der äußeren Wunde stehen. Die unregelmäßig geformte buchtige Höhle enthält zunächst blutig eitrige Gewebstrümmer. Erst allmählich wird die sich vergrößernde Höhle glatt, kugelig, bekommt eine festere Wandung und enthält dann goldgelben oder gelbgrünen, bei Gasinfektion (die relativ selten ist — Rychlik, Tietze und Korbsch) bräunlichen Eiter. Die Ausbildung der Abszeßmembran bietet einen gewissen Schutz gegen die schnelle Ausbreitung der Eiterung. Eine Sicherheit bietet sie aber nicht, da dieser Schutzwall jederzeit durchbrochen werden, und selbst bei alten Prozessen eine foudroyante Enzephalitis aus dem Abszeß hervorgehen kann. In besonders günstigen Fällen bricht der entsprechend seiner Füllung unter immer stärkeren Druck kommende Abszeß nach außen durch. Das geschieht aber nur bei oberflächlich sitzenden

Abszessen. Sonst breitet sich der Abszeß in der Tiefe langsam aus, und bricht schließlich in den Seitenventrikel oder nach der Oberfläche unter die Meningen durch. Auch hier geht dem Durchbruch gewöhnlich eine Meningitis serosa vorher, wie bei dem Durchbruch des enzephalitschen Herdes. Die Dauer dieses Prozesses ist sehr verschieden lang, in manchen Fällen spielt sich alles innerhalb 8—10 Tagen ab, in anderen Fällen gehen Wochen, ja Monate darüber hin (wissen wir doch aus der Friedenspraxis, daß Hirnabszeßse 20 und 30 Jahre bestehen können, ohne Erscheinungen zu machen). Die Dauer des Verlaufes wird von der Virulenz der eingedrungenen Bakterien und von der Widerstandsfähigkeit des umgebenden Hirngewebes bestimmt.

Das Auftreten multipler Hirnabszesse ist häufig zu beobachten (unter 33 Sektionen von Hirnschüssen 12 mal — Ernst). Es erklärt sich das ohne weiteres aus der Art ihrer Entstehung, bei der Eiteransammlungen in den verschiedensten Buchten der Zerfallshöhle oder um weit verstreute infizierte Knochensplitter herum sich bilden können. Wahrscheinlich entstehen auch neue Abszesse oft genug durch Verschleppung infektiösen Materials auf dem Wege der Lymphbahnen. Hierauf ist vielleicht die Neigung der multiplen Abszesse, sich in der Richtung der Markfasern der Corona radiata aneinander zu reihen (Ernst), zurückzuführen. Bei ihrem Wachstum können mehrere Abszesse konfluieren und zu einer großen Abszeßhöhle sich vereinigen. Wo die Abszesse aber noch klein sind, können sie sich außerordentlich leicht der Entdeckung entziehen. Ernst empfiehlt daher bei Sektionen das Hirn in ganz schmale Scheiben zu zerlegen.

Für den Praktiker ist die Lage des Abszesses von großer Bedeutung. Man kann in dieser Beziehung mit Steinthal den kortikalen, subkortikalen konzentrischen und den subkortikalen exzentrischen Abszeß unterscheiden. Der kortikale Abszeß liegt ganz oberflächlich unter der Wunde; bei Auftreten eines Prolapses rückt er mit dem Hirngewebe in den Prolaps vor, oder er entwickelt sich in diesem. Der subkortikale konzentrische Abszeß liegt zwar tiefer, aber doch direkt unter der Verletzungsstelle. Er kann sich bei seinem Wachstum in den Prolaps oder nach der Tiefe hin ausdehnen. Der subkortikale exzentrische Abszeß liegt dagegen mehr oder weniger seitlich entfernt von der Einschußstelle unter der intakten Hirnoberfläche. Er wird daher nur selten nach der Wunde durchbrechen und ist viel schwerer zu finden und auch zu drainieren, als die beiden vorgenannten. Wenn einmal ein solcher exzentrisch gelegener Abszeß spontan nach außen durchbricht, so entleert er sich in der Regel seitlich zwischen Prolapsstiel und Knochen resp. Haut, und kann dadurch zur Phlegmone der Kopfschwarte führen. Seine Entleerung ist übrigens bei den schlechten Abflußbedingungen meist eine so ungenügende, daß er sich schnell wieder mit Eiter füllt. Rezidive nach der Entleerung von Hirnabszessen sind daher nichts Seltenes (Guleke, Passow).

Die klinischen Symptome des Hirnabszesses im Frühstadium sind außerordentlich wechselnd. In der Regel stehen die an der Wunde selbst wahrzunehmenden Veränderungen im Vordergrund. Das bis dahin gute Aussehen der Wunde verschlechtert sich, die Granulationen werden glasig, bedecken sich mit grauen, manchmal mißfarbigen Belägen, das Hirn oder ein schon bestehender Prolaps wölbt sich stärker aus der Wunde hervor, der Prolaps wächst von Tag zu Tag. Besonders wichtig sind die Veränderungen in der Pulsation

des Prolapses oder der vorliegenden Hirnwunde: die vorher deutlich sichtbare
ausgiebige Pulsation wird immer schwächer, die Pulsschwankungen werden
undeutlich und sind nur bei genauer Beobachtung wahrzunehmen, sie hören
schließlich vollständig auf. Es entsteht so aus dem vorher gutartigen ein maligner
Prolaps. Gerade dieser Wechsel ist ganz charakteristisch für das Auftreten
einer Retention, eines Abszesses oder auch einer progredienten Enzephalitis
in der Tiefe der Wunde.

Daneben treten in typischen Fällen deutliche zerebrale Erscheinungen
auf. Zunahme der Kopfschmerzen, ein oder mehrmaliges Erbrechen, Temperatursteigerung, leichte Benommenheit, Neuritis optica, Druckpuls, in ihrer Intensität
wechselnde geringe, oft intermittierende Nackensteifigkeit, gelegentlich erneutes
Auftreten bereits überwundener Herdsymptome, Klopfschmerz über der erkrankten Kopfseite, erhöhter Liquordruck und vermehrte Eiweißmengen im
Liquor bei der Lumbalpunktion können die Diagnose leicht gestalten. Nochmals sei betont, daß gerade das Wiederauftreten der schweren Erscheinungen
nach vorhergehendem gutem Befinden die Aufmerksamkeit auf das Bestehen
des Hirnabszesses lenken muß.

Leider entwickelt sich das Krankheitsbild bei einer großen Zahl von
Fällen nicht in dieser charakteristischen Weise, sondern es fehlen die meisten,
manchmal fast alle auf den Abszeß hinweisenden Symptome. Ich habe eine
ganze Reihe von Hirnabszessen operiert, bei denen weder Druckpuls, noch
Stauungspapille, noch ein zunehmender Prolaps vorhanden war, ja bei denen
die Pulsation des Prolapses in normaler Weise vor sich ging, und bei denen
nur ab und zu auftretende Kopfschmerzen, bei häufigen Messungen selten
einmal eine leichte, schnell vorübergehende Temperatursteigerung (bis 37,4⁰) und
das Aussehen der leicht belegten Granulationen auf die schweren, in der Tiefe
sich entwickelnden Komplikationen hinwiesen. Den sichersten Anhaltspunkt
gibt nach meinen Erfahrungen immer noch das Aussehen und die Pulsation
des Prolapses, ev. auch ein plötzliches Nachlassen oder Versiegen des Sekretabflusses. Die Indikation zum Eingreifen aber erst hiervon abhängig zu
machen, ist m. E. nicht angängig: ganz besonders bei älteren, teilweise schon
vernarbten Wunden ändert sich das Aussehen der äußeren Wunde erst spät,
speziell kann eine Vorwölbung derselben fehlen.

Entgegen der weit verbreiteten Anschauung, daß bei der Entwicklung
eines Abszesses, bei Eiteransammlung im Gehirn, Temperatursteigerungen
auftreten müßten, sei ausdrücklich darauf hingewiesen, daß die Temperatur
trotz der bestehenden Abszesse normal, ja sogar subnormal (unter 36⁰ — Ranzi
und Marburg) sein kann.

Die Diagnose des Frühabszesses kann in vielen Fällen bei genauer Beobachtung des Kranken ohne große Mühe gestellt werden. (Es ergibt sich
aus dem Gesagten von selbst, wie wichtig es ist, daß diese Beobachtung fortlau-
fend durch denselben Arzt geschieht, daß also der Patient nicht aus einer Hand
in die andere wandern, nicht abtransportiert werden soll — darüber unten mehr.)
Bei einer anderen, recht erheblichen Zahl von Fällen kann aber eine sichere
Diagnose ungeheuer schwer, ja unmöglich sein. Bei solchen Fällen kann der
Ausfall der Lumbalpunktion wichtige Aufschlüsse geben. Nach Tilmann
weist erhöhter Druck und normaler Eiweißgehalt auf eine einfache arachnoidale
Retentionszyste infolge von Narbenbildung, erhöhter Druck und etwas Eiweiß

auf eine entzündliche Zyste, erhöhter Druck und hoher Eiweißgehalt meist auf einen Abszeß hin.

Als letztes diagnostisches Hilfsmittel kommt die Probepunktion in Betracht, die ja zweifellos nicht ungefährlich, in vielen Fällen meines Erachtens aber nicht zu umgehen ist. Da ein großer Teil der Abszesse direkt unter der Wunde sitzt, so sind sie mit der Punktionsnadel leicht zu finden, die Gefahr von Nebenverletzungen (Blutungen) ist bei ihnen gering, auch die Infektionsgefahr nicht erheblich, wenn man die Wundoberfläche vorher mit Jodtinktur betupft. Viel gefährlicher ist die Probepunktion bei weiter entfernt liegenden (exzentrischen) Abszessen, deren Lage nicht bekannt ist. Hier muß man die Nadel wiederholt und nach verschiedenen Richtungen einstechen, man läuft Gefahr, durch den Abszeß hindurch zu stechen, ohne ihn zu bemerken, und das Nachbargewebe zu infizieren, oder so nahe am Abszeß vorbeizustechen, daß man zwar keinen Eiter aspiriert, wohl aber infektiöses Material mit der Nadelspitze verschleppt. Mit Recht wird vor diesen Gefahren gewarnt (Wilms), sie sollen auch gewiß nicht verkannt werden. Aber zu umgehen ist die Probepunktion in solchen Fällen nicht, und in richtiger Weise, von erfahrener Hand ausgeführt, wird sie im allgemeinen auch keinen Schaden anrichten.

Vor der Benutzung spitzer Punktionsnadeln sei wegen der Gefahr von Gefäßverletzungen gewarnt. Stumpfe, nicht zu dünne Hohlnadeln (der Eiter ist oft dick und läßt sich schwer in die Nadel aspirieren) sind am besten zu benutzen. Witzel empfiehlt einen Trokar, aus dessen Öffnung vorn ein passender Nelatonkatheter hervorragt, der nach Einstechen des Trokars zurückgezogen wird. Beim Punktieren in der Richtung auf den Ventrikel hüte man sich vor der Ventrikeleröffnung. Es sei besonders daran erinnert, daß der Ventrikel oft nach der Wunde zu, besonders nach dem Prolaps hin vorgefallen ist. Die Gefahr seiner Verletzung wird dadurch naturgemäß erhöht.

Wenn der Abszeß mit Hilfe der Probepunktion gefunden ist, so ist es ratsam, nur ein Paar Tropfen Eiter zu aspirieren, nicht aber eine größere Menge zu entleeren, da der Abszeß oft genug klein ist, nach ausgiebiger Entleerung zusammenfällt und nachher nicht mehr gefunden wird. Die Punktionsnadel bleibt in dem Abszeß ruhig liegen, bis er breit eröffnet ist.

Wenn ein Abszeß oberflächlich im Prolaps liegt, ist seine Behandlung einfach. Eine Inzision in den Prolaps legt den Abszeß breit frei, eine trichterförmige Exzision der umgebenden Prolapsteile sichert vor einer erneuten Retention. Auch die Abszesse, die in den tieferen Partien der Zertrümmerungshöhle des Gehirnes liegen, machen in der Regel keine großen Schwierigkeiten. Sitzt der Abszeß nicht ganz oberflächlich, so ist es wohl immer ratsam, vor der Abszeßeröffnung die Knochenlücke ausgiebig zu erweitern. Die umgebenden Meningen werden zur Vermeidung einer Meningealinfektion vor der Eröffnung des Abszesses sorgfältig abtamponiert. Man geht dann am besten mit einer feinen Kornzange (also einem stumpfen, verdrängenden Instrument) der Punktionsnadel entlang in die Tiefe, und bildet durch Zurückziehen der gespreizten Kornzange einen breiten Kanal, in den der behandschuhte kleine Finger vorsichtig eingeführt wird. Ich halte es mit Krause, Witzel u. a. für unerläßlich, die Höhle behutsam mit dem Finger auszutasten, um die Anwesenheit von Knochensplittern, Steckgeschossen, oder das Vorhandensein benachbarter weiterer Abszesse festzustellen, deren Wandung dann häufig gegen eine Seite der

Abszeßhöhle sich vorbuchtet und die eine derbere Konsistenz als das umgebende Hirngewebe aufweist. Die Hauptaufgabe besteht darin, für weiteren freien Abfluß zu sorgen. Dazu genügt bei ganz oberflächlichen, breit geöffneten Abszessen die lockere Tamponade. Bei allen tiefer liegenden Abszessen kommt man meines Erachtens nicht um die Anwendung eines weichen Gummidrains herum, wenn auch zugegeben sein soll, daß dasselbe auch Nachteile hat (vgl. S. 140). Die Drainage muß während längerer Zeit durchgeführt werden, da bei zu früher Entfernung des Drains die Wunde sich oberflächlich schließt und in der Tiefe ein neuer Abszeß entsteht.

Wilms empfiehlt zur Eröffnung, ja auch zum Aufsuchen des Abszesses das Messer. Ich habe mich früher zu diesem Zwecke auch des Messers bedient, bin davon aber abgekommen, weil ich, wie Witzel und andere, erhebliche Blutungen in das Hirngewebe danach erlebt habe, die gelegentlich, wie bei einem Fall Witzels, zur Zertrümmerung ganz ausgedehnter Hirnabschnitte führen können.

In der Regel kommt es im Anschluß an die Abszeßeröffnung bei frischen Fällen zunächst zu einer Zunahme der lokalentzündlichen Erscheinungen. Der Prolaps vergrößert sich danach fast regelmäßig, der Zerfall von Hirnsubstanz nimmt — zum Teil zweifellos infolge des mechanischen Insultes bei dem Eingriff — zu. Daraus kann sich eine rapide zum Tode führende akut fortschreitende Enzephalitis entwickeln, ein leider recht häufiges Vorkommnis. In anderen viel selteneren Fällen entsteht eine eitrige Meningitis. Bei den günstig verlaufenden Fällen gehen die Allgemeinerscheinungen in der Regel schnell zurück, und die lokalen Veränderungen brauchen eine gewisse Zeit, um wieder abzuklingen. Der Prolaps geht allmählich zurück, das Drain drängt sich immer weiter vor und muß schließlich fortgelassen werden, die Wunde schließt sich. Leider ist damit das Schicksal des Verletzten noch nicht gesichert. Finden sich schon bei den Fällen, deren Heilung vollständig glatt verlaufen ist, eine Menge von Spätkomplikationen, die deren Leben monate- und jahrelang nach der Verletzung noch gefährden, so ist das bei den Fällen, die während des Heilungsverlaufes Störungen desselben aufwiesen, in bedeutend erhöhtem Maße der Fall. Die Erfahrung hat gelehrt, daß die bei den Schädelschüssen auftretenden Hirnabszesse sehr dazu neigen, zu rezidivieren, und zwar auch dann noch zu rezidivieren, wenn die Wunden längst geheilt sind. Wilms hat daher geraten, bei derartigen Störungen die Narbe wiederholt trichterförmig zu exzidieren, um einen zu frühen definitiven Schluß der oberflächlichen Wundteile zu verhindern. Er meint, daß das durchschnittlich 2-, meistens sogar 3mal erforderlich sei. Jedenfalls ist immer darauf zu achten, daß bei der Nachbehandlung von Hirnabszessen ein zu früher Schluß der Wunde vermieden wird.

Die Resultate, die wir bei der Behandlung der nach Schußverletzungen auftretenden Hirnabszesse erzielen, sind keine glänzenden. Ich habe mich mit Hayward und wohl vielen anderen Chirurgen nicht davon überzeugen können, daß diese Form der Hirnabszesse soviel günstiger verläuft, als z. B. die otitischen, wie das Zange annimmt. Von den in meine Behandlung gelangten Hirnabszessen habe ich nur ein Drittel zur „Heilung" bringen können. Die gefährlichste Komplikation ist das plötzliche Aufflackern der Infektion im Anschluß an den Eingriff, das Hinzutreten einer progredienten Enzephalitis.

Ähnliche Erfahrungen hat auch Capelle gemacht, dem 15 Fälle von Hirnabszeß mit progredienter Enzephalitis (unter 38 Tangential-Hirnschüssen) gestorben sind, ohne daß die bei 12 Fällen geglückte Entleerung des Abszesses irgend einen Einfluß auf das Fortschreiten der Tiefeninfektion gehabt hätte. Ranzi hat an der Wiener Klinik im 1. Halbjahr des Krieges 62 Schädelschüsse operiert, und bei 42 davon einen Hirnabszeß gefunden. Von diesen 42 operierten Hirnabszessen starben 22 im Anschluß an die Operation schon in den ersten Wochen nach derselben.

Wie schon erwähnt, erkrankt ein Teil der scheinbar geheilten Schädelschüsse nach Wochen und Monaten völligen Wohlbefindens, nach längst abgelaufener Wundheilung am **Spätabszeß**. In den ersten Monaten nach der Verletzung sind die Verletzten in dieser Beziehung am meisten gefährdet, mit der Zeit verringert sich die Gefahr. Es ist außerordentlich wichtig festzustellen, daß die Fälle, die nicht früh, in den ersten Tagen nach der Verletzung operiert worden sind, viel häufiger an Spätabszessen erkranken, als früh Operierte. Ich habe seinerzeit an der Hand meiner damaligen Beobachtungen an 75 Hirnschüssen schon darauf hingewiesen, daß Hirnabszesse bei Frühoperierten 4 mal seltener vorkommen, als bei spät oder gar nicht Operierten. Capelle berichtet neuerdings über ähnliche Erfahrungen aus der Bonner Klinik (von 16 innerhalb 24 Stunden nach der Verletzung Operierten starben in Bonn nur 2, von 20 nach 24 Stunden Operierten 14 [= 70 %]. Auch die übrigen 6 dieser 20 machten manifeste Hirnabszesse durch!). Capelle betont daher eindringlich die Wichtigkeit der Frühoperation innerhalb der ersten 24 Stunden für die Herabsetzung der Häufigkeit von Spätkomplikationen.

Die Entstehung der Spätabszesse ist mit ganz seltenen Ausnahmen (späte Infektion eines Erweichungsherdes, einer Zyste) auf die Infektion der frischen Wunde zurückzuführen. Ihre Entwicklung zieht sich schleichend und unbemerkt, oft von den ersten Tagen nach der Verletzung an, über Wochen, Monate und Jahre hin, bis schließlich, in der Regel ganz unvermittelt, schwere Erscheinungen auftreten, die sehr häufig in wenigen Tagen, ja Stunden zum Tode führen. Mit Recht schreibt Witzel, daß der Hirnabszeß „in einer geradezu infam tückischen Weise" entsteht und verläuft. Er kann dabei ebensogut bei scheinbar ganz glattem Wundverlauf entstehen, wie bei Wundkomplikationen, Retention, Abszeßbildung usw.

Nicht selten bleiben in solchen Fällen nach Heilung der Wunde in die Tiefe führende **Fisteln** zurück, die keinerlei Beschwerden machen, täglich oder jeden zweiten Tag einen Tropfen Eiter entleeren, von Zeit zu Zeit auch sich schließen, um nach Auftreten leichter Reizerscheinungen, Kopfschmerzen, geringer Temperaturen, Erbrechen, von neuem sich zu öffnen. Diesen Fisteln wird vielfach viel zu wenig Bedeutung beigelegt, denn sie sind nicht so harmlos, wie sie scheinen. Führen sie auf einen rauhen Knochensplitter oder ein Steckgeschoß in der Nähe des knöchernen Schädeldefektes, so sind sie durch Entfernung des oberflächlich gelegenen Splitters oder Geschosses allerdings ohne große Gefahr zur Heilung zu bringen. Anders dagegen, wenn die Fistel in die Tiefe der Hirnnarbe führt. Hierbei kann sie lange Zeit „wie vorher in beruhigender Weise" weitersezernieren, und doch kann sich hinter ihr langsam und unmerklich ein Abszeß bilden und vergrößern, der schließlich in den Ventrikel durchbricht. Diese Gefahr ist besonders groß, wenn die Fistel sich von Zeit zu Zeit schließt (Witzel). Die Eröffnung des Fistelganges, die Entleerung des Abszesses, die Entfernung etwaiger tiefer Knochensplitter ist auch bei

diesen Fällen, trotz des langen Bestehens der Veränderungen, trotz der scheinbar
guten Abkapselung gefahrvoll, da sich oft genug eine fortschreitende Enzephalitis
daran anschließt. Ein solcher Ausgang des an sich notwendigen Eingriffes
ist besonders tragisch, wenn vorher keinerlei bedrohliche Erscheinungen bestanden haben.

Klinische Erscheinungen beim Spätabszeß machen sich oft erst dann
geltend, wenn der Ventrikeldurchbruch oder das Übergreifen der Infektion
auf die Meningen bereits stattgefunden hat, zu einer Zeit also, wo ein operativer
Eingriff kaum mehr Aussicht auf Rettung bietet. Kopfschmerz, Benommenheit,
Stauungspapille, Pulsverlangsamung, Herderscheinungen, ev. auch Fieber
können zwar bereits vorher vorhanden sein, aber wohl bei der Mehrzahl der
Fälle werden sie vermißt. Da bei der Annäherung des Eiterherdes an die Hirnhäute oder den Ventrikel meist eine Meningitis serosa entsteht, die der eitrigen
Meningitis vorangeht, so läßt sich die Diagnose durch die Lumbalpunktion
in Zweifelsfällen mitunter festigen. In der Regel wird man aber durch die
plötzlich stürmisch einsetzenden Erscheinungen einer schweren Meningitis, die
schon in 8—12 Stunden, gewöhnlich in 1—2 Tagen zum Tode führt, überrascht.

Ein Eingriff in diesem Stadium ist fast nie mehr von Erfolg begleitet.
Trotzdem wird man, wenn der Zustand eben erst eingetreten und nicht so schwer
ist, daß ein Eingriff kontraindiziert erscheint, den Versuch machen müssen,
durch breite Eröffnung der Schädeldecke die Ausbreitung der Meningitis zu
verhindern und den Abszeß gründlich freizulegen. Der Fall von Uffenorde
lehrt, daß selbst mit dem Ventrikel breit kommunizierende Abszesse gelegentlich
einmal ausheilen können. Bei der absolut schlechten Prognose der Fälle nach
erfolgtem Durchbruch, muß es unsere wichtigste Aufgabe sein, durch recht-
zeitigen Eingriff diesem Ereignis zuvorzukommen.

Auch bei der Operation der Spätabszesse dürfte in der Regel der Zugang
durch die alte Wunde am einfachsten auf den Abszeß hinführen. Daß daneben
die plastischen Methoden wegen ihrer größeren Übersichtlichkeit zu ihrem
Recht kommen sollen, sei nur kurz angedeutet.

Die Meningitis

wird gewöhnlich als die häufigste Todesursache bei den letal endenden Hirnschüssen angesehen. Das ist insofern richtig, als die Fälle fast immer unter den
Erscheinungen einer eitrigen Meningitis zugrunde gehen, und sich bei der Sektion
ebenso häufig die typischen Veränderungen an den Meningen finden. Bei
der Mehrzahl der Fälle handelt es sich aber nicht einfach um eine Meningitis,
sondern um ein direktes oder indirektes Übergreifen eines im Gehirn sich abspielenden schweren Krankheitsprozesses (Hirnabszeß, progrediente Enzephalitis) auf die Hirnhäute. Die Meningitis stellt hier gewissermaßen die letzte
Etappe auf dem Leidenswege dar.

Die Meningitis kommt nach Schädelverletzungen in zwei Formen zur
Beobachtung, als seröse und als eitrige Meningitis.

Der serösen Meningitis nach Schädelschüssen wird im allgemeinen viel
zu wenig Beachtung geschenkt. Es ist ein großes Verdienst Payrs, in einer
grundlegenden eingehenden Arbeit seine reichen Erfahrungen auf diesem Gebiet
zusammengefaßt und der Allgemeinheit nutzbar gemacht zu haben.

Die Meningitis serosa traumatica aseptica (Payr, Bittorf) ist ebenso wie das Hirnödem, eine Folge des mechanischen Insultes durch die Verletzung. Wie dort das Hirngewebe mit vermehrter Durchtränkung und Aufquellung auf den mechanischen Reiz reagiert, so wird durch die Reizung der Hirnhäute in den ventrikulären und subarachnoidalen Hohlräumen des Gehirns vermehrter Liquor ausgeschieden, es kommt zum Hydrocephalus internus und externus, zur „Meningitis serosa interna und externa" (Quincke). Kommuniziert das äußere und innere Hohlraumsystem des Gehirns in normaler Weise miteinander, so dehnt sich der vermehrte Flüssigkeitsdruck gleichmäßig über das ganze System bis herab zur Cauda equina aus. Wo das nicht der Fall ist, kommt es zu isolierten lokalen Flüssigkeitsansammlungen (Meningitis serosa circumscripta, Meningitis serosa intraventricularis). So kann ein einseitiger Ventrikelhydrops durch Verschluß des Foramen Monroi zustande kommen, oder durch Verlegung des Foramen Magendii infolge von organisierten Fibrinniederschlägen oder Blutkoageln (Payr) ein Hydrocephalus internus ventricularis entstehen, ohne daß der Druck im Spinalkanal erhöht zu sein braucht. Lokalisierte Flüssigkeitsansammlungen infolge von Verklebungen in den Maschen der Arachnoidea sind als Meningitis serosa circumscripta lange bekannt.

Auf einen halb- oder doppelseitigen sehr ausgedehnten Meningealhydrops infolge breiter Arachnoidalzerreißung und dadurch bewirkter Kommunikation des Subarachnoidalraumes mit dem Subduralraume sowohl an der Konvexität, wie an der Basis des Gehirns macht neuerdings Payr aufmerksam. Er sah riesige Liquoransammlungen, die zu schwerer Kompression der Hemisphäre geführt hatten, besonders bei Tangentialschüssen der Schläfengegend, ebenso aber auch bei Streifschüssen der Stirnscheitel- und Okzipitalregion, bei denen zwar eine Rinne im Knochen entstanden, eine Zerreißung der Dura aber nicht erfolgt war.

Die Lumbalpunktion braucht bei den Fällen von traumatischer Meningitis serosa nichts Abnormes zu ergeben (vgl. oben!). Der gewöhnliche Befund ist aber der, daß der Liquor stark vermehrt ist, unter hohem Drucke steht, der auch nach Entleerung von 20 ccm nicht zur Norm zurückkehrt, und daß der Liquor keine oder nur ganz unbedeutend vermehrte Eiweißmengen enthält (Payr, Bittorf). Geringe Blutbeimengungen finden sich im Liquor frischer Fälle sehr häufig. Polynukleäre Leukozyten fehlen.

Diese Form der Meningitis serosa ist aseptischer Natur. Leichtere Grade derselben kommen zweifellos oft gar nicht zur Wahrnehmung und bilden sich spontan zurück. In schwereren Fällen muß für Druckentlastung gesorgt werden (siehe unten), wodurch häufig ein schneller Rückgang aller Erscheinungen und Heilung herbeigeführt wird. Daß die traumatische Meningitis in eine chronische Meningitis serosa oder durch sekundäre Infektion in eine eitrige übergehen kann, bedarf kaum der Erwähnung.

Eine weitere Form der Meningitis serosa begleitet infektiöse eitrige Prozesse, die sich in der Nähe der Hirnoberfläche oder in der Nähe eines Ventrikels abspielen — „Meningitis serosa comitans, sympathica" (Schottmüller, Payr). Hier ist es der benachbarte Entzündungsreiz, gelegentlich mit Übergängen zu leichten Infekten, der die vermehrte Flüssigkeitsausscheidung unter die weichen Hirnhäute bedingt. Sowohl der Hirnabszeß wie die eitrige progrediente Enzephalitis rufen bei ihrer Annäherung an den Ventrikel oder an die Hirnoberfläche eine Meningitis serosa hervor, die sich plötzlich

in eine eitrige umwandelt, wenn der Durchbruch erfolgt ist. Nicht selten um-
gibt eine Meningitis serosa an der Konvexität einen durch Verklebung abge-
sackten Eiterherd in den Meningen, eine zirkumskripte eitrige Meningitis in
der Nähe der Schußwunde. Mit Recht hebt Payr hervor, daß diese Meningitis
serosa comitans keineswegs immer als ein Vorstadium der eitrigen Meningitis
anzusehen ist, sondern — in der Regel — „ein allerdings ungenügender Versuch
des Organismus, des Infektes Herr zu werden".

Bei der Meningitis serosa sympathica ergibt die Lumbalpunktion wasser-
klaren, wenn auch vermehrten und unter starkem Druck (200—500 Wasser
— Payr) stehenden Liquor mit deutlich vermehrtem Eiweißgehalt. Entsprechend der Entwicklung der Dinge kann der Eiweißgehalt weiter zunehmen,
es treten anfangs spärliche, später reichlich Lymphozyten und schließlich polynukleäre Leukozyten auf. In der Regel ist der Liquor, zunächst wenigstens,
steril, er kann aber, so nach erfolgtem Durchbruch des Eiterherdes, rein
eitrig und bakterienhaltig werden. Um Klarheit über derartige Vorkommnisse
zu gewinnen, ist oft eine mehrfach wiederholte Lumbalpunktion erforderlich.
Aus den oben angeführten Gründen kann aber auch hier die Lumbalpunktion
versagen. Dann kann eine Punktion das Subarachnoidalraumes oder eine
Ventrikelpunktion am Platze sein.

Bei der Schwierigkeit, die Meningitis serosa traumatica von entzündlichen Hydro-
zephalien scharf zu trennen, schlägt Payr vor, den Übertritt von Jod in den Liquor zu
prüfen, da dieser nur bei entzündlichen Vorgängen in den Meningen, nicht aber unter
normalen Verhältnissen statthat. Payr verabfolgte seinen Patienten 2 g Natr. jodat. durch
Klysma und fand mehrmals bei infektionsverdächtigen Hirnschüssen Jod im Liquor, bei
einem untersuchten Fall von rein traumatischer Meningitis serosa dagegen nicht.

Die Symptome der Meningitis serosa sind die des vermehrten Hirndruckes:
Kopfschmerz, Schwindelgefühl, leichte Benommenheit, Druckpuls, leichte
Nackensteifigkeit, auch wechselnde subfebrile oder leicht febrile Temperaturen.
Eine Stauungspapille tritt nach Payr bei der Meningitis serosa traumatica
mit hohen Druckwerten rasch auf, bei mittleren Druckwerten selten; bei infizierten Hirnschüssen mit sympathischer Meningitis serosa ist sie dagegen
meist sehr ausgesprochen.

Da die seröse Meningitis im wesentlichen eine Begleiterscheinung ist
(eine „Phase" darstellt — Payr), der Hirndruck auch durch das Hirnödem
und die im Hirngewebe sich abspielenden Vorgänge genügende Erklärung
findet, wird sie nur zu leicht übersehen. Bei allen Fällen mit schweren Hirndruckerscheinungen sollte aber an die Möglichkeit des Bestehens einer Meningitis
serosa gedacht und ev. die Lumbal- oder Ventrikelpunktion ausgeführt werden.
Wie Payr mit Recht hervorhebt, läßt sich z. B. bei Fällen, bei denen ein Eingriff
an der Verletzungsstelle selbst nicht indiziert erscheint oder keine genügende
Entlastung gewährleistet (manche Streifschüsse, Segmental- und Durchschüsse),
durch die Entlastung des Ventrikularsystems oft in kürzester Zeit ein voll-
ständiger und dauernder Erfolg erzielen. Bei der sympathischen Meningitis
serosa muß selbstverständlich in erster Linie der eigentliche Infektionsherd
(Abszeß, Knochensplitter, Geschoßherd, Enzephalitis) unschädlich gemacht
werden.

In der Behandlung der Meningitis serosa konkurrieren neben der operativen Freilegung von zirkumskripten Liquoransammlungen an der Hirnober-

fläche und neben der Dekompressivtrepanation nach Cushing, die Lumbal- und Ventrikelpunktion, der Balkenstich nach Anton und von Bramann, die Eröffnung der Cisterna cerebellomedullaris nach Payr, oder der Subokzipitalstich nach Anton und Schmieden miteinander.

Bezüglich der Technik der genannten Eingriffe sei kurz folgendes erwähnt:

Der Balkenstich nach Anton und v. Bramann soll so ausgeführt werden, daß die Kanüle den Balken zwischen seinem vorderen und mittleren Drittel durchbohrt, da sonst leicht unangenehme Verletzungen der V. magna Galeni vorkommen können. Das wird nach Payr erreicht, wenn das fingerbreit hinter dem Bregma neben dem Sinus longitudinalis eingeführte Instrument „in einer von der Trepanationsstelle durch die vorstehendsten Punkte der beiden Jochbögen gelegten Ebene in die Tiefe geführt wird".

Die Eröffnung der Cisterna cerebello-medullaris hat Payr, ähnlich wie Murphy und Lossen, bei seröser und eitriger Meningitis in der Weise vorgenommen, daß er am Hinterhauptsbein nahe der Mittellinie unmittelbar über dem Foramen occipitale magnum eine kleine Trepanationsöffnung anlegte, und von dieser aus die Zisterne eröffnete, drainierte und durchspülte.

Der Subokzipitalstich nach Anton und Schmieden, der erst kürzlich bekannt gegeben wurde, besteht in der Eröffnung und dauernden subkutanen Drainage der Cisterna cerebello-medullaris: Mediane Spaltung des Lig. nuchae zwischen Protub. occip. ext. und Dornfortsatz des 4. Halswirbels in Seitenlage des Patienten. Abpräparieren der Muskelansätze von der Hinterhauptsschuppe, teils stumpfe, teils scharfe Freilegung der hinteren Umrandung des Foramen occipitale magnum und des hinteren Bogens des Atlas mit seinem Tuberculum posterius. Blutstillung durch Suprarenintupfer. Einstich in die Membrana atlanto-occipitalis in der Mittellinie und Sondierung der Zisterne und des 4. Ventrikels unter Durchstoßung der die Zisterne vom 4. Ventrikel trennenden Membrana tectoria zwecks Erweiterung oder Wiederherstellung des Foramen Magendii, „wobei weitere Membranen, wie sie z. B. bei chronischer seröser Meningitis vorkommen, ebenfalls stumpf durchtrennt werden können" (vgl. die diesbezüglichen oben beschriebenen Beobachtungen Payrs). Um die so geschaffene Öffnung dauernd offen zu halten, hat Schmieden die beiden Lippen der Durawunde an die Nackenmuskulatur angenäht und darüber die Nackenweichteile durch mehrschichtige sehr exakte Naht vereinigt. Der Eingriff ist bis jetzt 5 mal von den Autoren mit gewünschtem Erfolg ausgeführt worden. Unter den Indikationen zu dem Eingriff wird die Meningitis serosa chronica occipitalis ausdrücklich genannt.

Während die Lumbal- und Ventrikelpunktion nur eine vorübergehende Entleerung und dementsprechend meist auch nur eine vorübergehende Entlastung erzielen lassen, wird durch den Balken- und Subokzipitalstich eine Dauerentlastung erzielt. Eine genaue Abgrenzung der Indikation beider Eingriffe gegeneinander ist zur Zeit noch nicht möglich. Über ausgezeichnete Erfolge bei der Behandlung der akuten Meningitis serosa mit dem Balkenstich bei ungefähr 50 Fällen hat Payr berichtet. Er sowohl als auch Anton und Schmieden erhoffen von der Kombination Balkenstich + Subokzipitaldrainage eine weitere Besserung der Erfolge sowohl bei der akuten traumatischen, wie bei der aus dieser hervorgehenden chronischen Meningitis serosa.

Die eitrige Meningitis kann nach Schädelschüssen in allen Stadien des Krankheitsverlaufes auftreten: Sie gesellt sich zu der frischen Schußverletzung hinzu und führt in den ersten Krankheitstagen oder innerhalb der ersten 1—2 Wochen den Tod herbei. Sie tritt wieder häufiger in dem Stadium auf, in dem der Prolaps zurückgeht und die vorher zusammengedrückten Lymphspalten und Subarachnoidealräume sich von neuem öffnen. Sie kommt endlich in ganz unregelmäßiger Weise während des späteren Verlaufes, oft monate- und jahrelang nach stattgehabter Verletzung unerwartet zur Beobachtung, wenn ein Hirnabszeß oder eine progrediente Enzephalitis durchgebrochen ist, oder von einem Knochensplitter oder einer infizierten Zyste in der Narbe eine Spätinfektion ausgegangen ist. Eine weitere Gelegenheitsursache sind primäre und sekundäre chirurgische Eingriffe, durch die in der Wunde, oder in der Narbe gelegene Infektionsträger aufgerührt und propagiert werden.

Die anfangs weit verbreitete Anschauung, daß die direkte Fortleitung der Infektion von der Wunde aus auf die umgebenden Teile der Meningen der häufigste Entstehungsmodus der eitrigen Meningitis sei, hat sich bald als irrig herausgestellt. Die Konvexitätsmeningitis tritt ganz in den Hintergrund gegenüber der Basilarmeningitis, die auf dem Umwege über die Hirnventrikel zustande kommt. Aller Wahrscheinlichkeit nach ist die Ursache dieser zunächst überraschend wirkenden Tatsache darin zu suchen, daß durch den frühzeitig zunehmenden Innendruck im Gehirn (Hirnödem, Hydrocephalus internus traumaticus) das vorquellende Hirn nicht nur in die Schädelöffnung getrieben, sondern auch in der Umgebung derselben fest gegen die Schädeldecke angepreßt wird, so daß die meningealen Hohlräume völlig zusammengedrückt und verschlossen werden (Zange, Chiari u. a.). Es kommt dadurch zu einer frühzeitigen Verklebung der letzteren in einem oft zentimeterbreiten Umkreis um die Durawunde, die eine direkte Ausbreitung der Infektion auf der Hirnoberfläche verhindert. Daß die Gefahr des Weiterkriechens einer oberflächlichen Infektion auf die freien Meningen sich mit der Abnahme des Innendruckes beim Zurückgehen oder Zerfall des Prolapses und dem Zusammensinken des Gehirnes, wobei sich die vorher verklebten Spalträume wieder öffnen können, erheblich steigert (Guleke), ist hiernach leicht verständlich. Ebenso ist es leicht erklärlich, daß eine Oberflächeninfektion nach operativen Eingriffen entsteht, da bei denselben mit der Erweiterung der Wunde, der breiten Abtragung der Knochenränder und der ev. Inzision der Dura über die Verklebungszone hinaus auch freie, nicht abgeschlossene Meningealräume eröffnet werden können.

Daraus darf nun meines Erachtens nicht ohne weiteres gefolgert werden, daß die Meningen „recht resistent" gegen Infektionen sind, und daß die operative Infektionsgefahr der Meningen eine geringe ist (Burckhardt). Beide Annahmen sind richtig, so weit die Grenzen der schützenden Verklebungen nicht überschritten werden. Geschieht das, so lernt man die geringe Widerstandsfähigkeit der Meningen gegen Infektionen zu seinem Leidwesen kennen.

Wiederholt ist darauf hingewiesen worden (Weichselbaum, Pribram, v. Eiselsberg), daß bei Vorhandensein einer Konvexitätsmeningitis diese auf der Seite der Verwundung viel weniger ausgebildet war, als auf der gegenüberliegenden Seite, oder daß sie auf der Seite der Verletzung auch ganz fehlte. Bei diesen Fällen ist die Meningitis auch nicht direkt von der Schußwunde aus auf die Meningen übergegangen, sondern von entfernt gelegenen Herden aus, von Fissuren, von einer Basilarmeningitis entstanden.

Der gewöhnliche Entstehungsweg der eitrigen Meningitis nach Schußverletzungen ist, wie schon erwähnt, nach Chiari, Mönckeberg, Bárány, Ernst, der über die Ventrikel und die Schädelbasis. So waren von 33 sezierten Meningitisfällen nach Schädelschüssen aus dem Materiale Chiaris nur zwei direkt vom Orte der Verletzung selbst und den hier angrenzenden inneren Hirnhäuten ausgegangen, während 26 Fälle = 78% eine basilare Meningitis aufwiesen, und zwar bei ganz verschiedener Lokalisation der Schußwunde

am Gehirne. Stets hatte die Hirneiterung auf den einen oder anderen Seitenventrikel übergegriffen, sei es, daß durch die Verletzung selbst eine primäre
Ventrikelverletzung stattgefunden hatte, sei es, daß oberflächliche Herde sich
in die Tiefe ausbreiteten und in den Ventrikel durchbrachen. Vom Ventrikel
aus breitet sich die Eiterung unter Übergreifen auf die Plexus chorioidei und
Telae chorioideae des Groß- und Kleinhirns durch die Fissura transversa, den
Querspalt zwischen Vorder- und Zwischenhirn, auf die basalen Meningen aus,
wo es schnell zu größeren Eiteransammlungen kommt, und von wo aus die
spinalen Meningen schnell mit Eiter überschwemmt werden. Eine Ausbreitung
der Meningitis von der Hirnbasis auf die Konvexität findet nach Chiari nur
relativ selten und dann meist nicht in großer Ausdehnung und Intensität statt.
Dagegen breitet sich die Basilarmeningitis auf beiden Seiten der Schädelbasis
aus, womit die Beobachtungen von Ernst, der unter 26 Fällen von eitriger
Meningitis die Eiterung 23 mal doppelseitig, und nur 3 mal einseitig fand, über-
einstimmt.

Die klinischen Erscheinungen der eitrigen Meningitis sind bekannt genug.
Kopfschmerz, Erbrechen, zunehmende Benommenheit, die nach vorübergehender
Unruhe, schweren Delirien, epileptiformen Anfällen und allgemeinen Krämpfen
in ein tiefes Koma übergeht, Nackensteifigkeit, Kernig, hohe Temperatursteigerungen, schneller unregelmäßiger Puls, kahnförmig eingezogener Leib,
schwerer Verfall, Eiter im Lumbalpunktat kennzeichnen das Krankheitsbild.
Wo die Meningitis durch den Ventrikeldurchbruch eingeleitet wird, setzen
die Erscheinungen ganz unvermittelt und stürmisch ein, bei anderen Fällen
kommt es erst im Laufe von 2—3 Tagen zur vollen Ausbildung des Krankheitsbildes. Der tödliche Ausgang läßt in der Regel nicht lange auf sich warten.
Den Ventrikeldurchbruch überleben die Kranken selten länger als 1—2 Tage,
der Tod kann schon nach 6—8 Stunden erfolgen. Andererseits sieht man im
Frühstadium recht häufig Meningitisfälle, die mit dem voll ausgebildeten Syn-
drom der schwersten Meningitis 1—2 Wochen am Leben bleiben.

Die Therapie ist der ausgebildeten Meningitis gegenüber ziemlich machtlos.
Die Fälle, bei denen eine eitrige Basilarmeningitis im Anschluß an eine Ven-
trikelperforation entstanden ist, sind von vornherein als aussichtslos anzusehen.
Wenn die Diagnose sicher ist, hat ein Eingriff keinen Zweck mehr.

Etwas günstiger liegen die Verhältnisse, wenn die Eiterung sich von der
Wunde aus auf die umgebenden Hirnhäute fortpflanzt. Hierbei entwickelt
sich das Krankheitsbild langsamer, und es kann unter besonders glücklichen
Verhältnissen gelingen, die Weiterentwicklung der Meningitis aufzuhalten.
Rücksichtslose Fortnahme der Schädelknochen und Inzisionen der Dura, bis
man allseitig normale, weiche Hirnhäute vor sich hat und tamponieren kann,
kann in solchen Fällen zum Ziele führen. Röpke, Tilmann, Fedor Krause
und Hammerschlag berichten über Erfolge bei diesem Vorgehen und ich
selbst kann über zwei von mir auf diese Weise zur Heilung gebrachte Fälle
von ausgedehnter Konvexitätsmeningitis berichten. Trotzdem bleibt auch die
Konvexitätsmeningitis im allgemeinen eine sicher zum Tode führende Komplikation.

Von Kümmell, F. Krause, Schmieden u. a. wird die wiederholte
Lumbalpunktion zur Behandlung der beginnenden Meningitis empfohlen. Kroh
berichtet darüber, daß er durch mehrfache Lumbalpunktion einen Meningitisfall

nach Hirnschuß mit Eiter und Staphylokokken im Lumbalpunktat und schwersten Allgemeinerscheinungen einer Basilarmeningitis geheilt hat. Einen ähnlichen Fall mit Eiter und pneumokokkenähnlichen Mikroben im Punktat hat Trnka nach zweimaliger Lumbalpunktion (Ablassen von 2 (!) ccm Flüssigkeit) heilen sehen. Es soll also nicht bestritten werden, daß mit der öfter wiederholten Lumbalpunktion gelegentlich Erfolge erzielt werden können. Ich kann demgegenüber das Bedenken nicht unterdrücken, daß durch die Lumbalpunktion bei Fällen beginnender Meningitis infolge des Ansaugens des infektiösen Liquors vom ursprünglichen Herd nach der Tiefe die Infektion erst recht zur Ausbreitung gelangt. Daß übrigens die wiederholte Lumbalpunktion bei ausgebildeter eitriger Meningitis Gutes leistet, davon habe ich mich öfter überzeugen können. Eine Heilung wird sie kaum je bringen.

Neben den genannten Maßnahmen wird von Kümmel u. a. das Urotropin in großen Dosen zur Behandlung und Prophylaxe der eitrigen Meningitis empfohlen. Ich habe es seit Jahren in Friedenszeiten, desgleichen während meiner Kriegstätigkeit regelmäßig angewandt. Einen Einfluß auf den Krankheitsverlauf habe ich davon nie gesehen. In gleichem Sinne spricht sich von Eiselsberg aus.

Im Anschluß an die Meningitis verdient die

Frühepilepsie

eine kurze Erwähnung, die schon in den ersten Tagen nach der Verletzung, desgleichen in den verschiedenen Stadien des späteren Verlaufes auftreten kann. Die Anfälle, die häufig zunächst den Jacksonschen Typus zeigen, sehr schnell aber in allgemeine Krämpfe, einen schweren Status epilepticus übergehen können, sind durch mechanische oder entzündliche Reizung der motorischen Zentren und der über diesen befindlichen Hirnhäute bedingt. Der Ausgangspunkt dieses Reizzustandes ist dabei nicht an die motorischen Regionen gebunden, es braucht sich dabei keineswegs immer um Verletzungen der Zentralgegend resp. ihrer Umgebung zu handeln. Sehr oft beobachtet man epileptische Krämpfe bei Schußverletzungen des Schädels ohne größere äußere Wundöffnung, bei denen infolge Depression der Tabula interna, infolge von Blutungen, Hirnödem, traumatischem Hydrozephalus eine schnell sich steigernde Zunahme des Innendrucks im Schädel sich einstellt, ohne daß ein Ausweichen des Gehirns durch die Wunde möglich ist. Daher stellen gerade die Streif- und Prellschüsse, oberflächliche leichte Tangentialschüsse des Knochens ein relativ großes Kontingent dieser Frühepilepsie. In der Nähe der motorischen Region steckengebliebene Geschosse, oder imprimierte Knochensplitter spielen die gleiche Rolle bezüglich der Auslösung epileptischer Krämpfe. Die häufigste Ursache sind aber entzündliche Vorgänge, die sich in der Nähe der Zentralregion abspielen, oder durch Vermittlung der Meningen von fernher auf die motorische Region einwirken. Sowohl bei Abszessen und Retentionen, als auch — am häufigsten — bei der Ausbreitung einer Meningitis sahen wir epileptische und epileptiforme Zustände, die bei der Meningitis allerdings bald in atypische allgemeine Konvulsionen übergehen.

Die Frühform der traumatischen Epilepsie ist also keine Erkrankung sui generis, sondern ein Symptom, das auf einen in der Gegend der motorischen Zentren angreifenden entzündlichen oder mechanischen Reiz hinweist. Es braucht sich dabei aber keineswegs um einen rein lokalen Reizzustand zu handeln. Daraus folgt, daß die Epilepsie in diesem Stadium auch nicht „an und für sich" einer operativen Behandlung bedarf, sondern daß diese sich gegen die der Epilepsie zugrunde liegenden Schädlichkeiten zu richten hat. Nur bei den Fällen, bei denen ein schwerer Status epilepticus vorliegt, ein schwerer Krampfanfall nach wenigen Minuten dem andern folgt, und dadurch das Leben des Kranken unmittelbar gefährdet ist, muß die Epilepsie als solche die Indikation zum Eingreifen abgeben. Die Entfernung von drückenden Knochensplittern oder Geschossen, die Entleerung von Hämatomen, Abszessen oder einer lokalen Meningitis serosa, vor allem die damit verbundene Druckentlastung wird bei solchen Fällen in kürzester Zeit ein Sistieren des Status epilepticus zur Folge haben.

Einer kurzen Erwähnung bedarf noch die nach Schußverletzungen im Gehirn auftretende

Pneumatocele,

die erst bei wenigen Fällen zur Beobachtung gelangte. Es handelte sich dabei um Luftansammlungen im Gehirn, die dadurch entstanden waren, daß bei Schußverletzungen des Schädels die hintere Stirnhöhlenwand eröffnet, und wohl auch die Dura und das Hirn mitverletzt wurde (Passow). Während die äußere Wunde sich schloß, blieb eine Kommunikation zwischen Stirnhöhle und Schädelinnerem bestehen, durch die beim Niesen, Schnauben und Pressen Luft in das Schädelinnere eindrang und sich im Gehirn ansammelte, ohne wieder nach außen abfließen zu können. Es kam dadurch zur Bildung von großen (über hühnereigroßen) glattwandigen oder mehrkammerigen Höhlen, deren Wandung von mit feinen Gefäßen durchzogener Hirnsubstanz (nicht Dura oder Pia!) gebildet wurde, und deren Inhalt im wesentlichen aus Luft bestand, während der Boden der Höhle etwas gelbliche seröse, bakterienfreie Flüssigkeit enthielt. Bei mehreren der Fälle entleerte sich die Flüssigkeit in Intervallen aus der im übrigen gesunden Nase, und sammelte sich bei Sistieren dieses Abflusses unter Temperatursteigerung und leichten Druckerscheinungen wieder an. Charakteristisch für die Pneumatocele ist 1. das bei Kopfbewegungen auftretende eigenartige, auch auf die Entfernung von Umstehenden deutlich hörbare „gurgelnde" oder „schnarrende" Geräusch, das durch die Flüssigkeitsbewegung in der zum Teil mit Luft gefüllten Höhle zustande kommt, und 2. das Röntgenbild, das entsprechend der Ausdehnung und Lage der Pneumatocele eine helle, scharf begrenzte Stelle im Gehirn erkennen läßt (vgl. Abb. 15, Tafel IV, — Fall 2 von Passow, Beobachtung von Manasse), an deren Boden bei Anwesenheit von Flüssigkeit ein horizontaler Flüssigkeitsspiegel mit deutlicher Wellenbildung beim Schütteln des Kopfes wahrnehmbar ist. Im Falle von Kredel war auch 3. perkutorisch Tympanie über der Pneumatocele angedeutet.

Fälle dieser Art sind von E. Wolff, Duken (2 Fälle), Kredel und zusammenfassend von Passow (2 eigene Fälle) beschrieben. Nach Passow entstehen also Pneumatocelen, „wenn unter ganz bestimmten Bedingungen von den oberen Luftwegen durch einen Knochenspalt Luft in das Schädelinnere eingepreßt wird, die nicht wieder zurückströmen kann. Der Weg von den oberen Luftwegen aus kann durch die Tube oder durch das Siebbein und die Stirnhöhle gehen". Bei dem Fall 2 von Duken stammte die Luft, die sich unter dem Einschuß am Hinterhaupt angesammelt hatte, nach Duken und Passow wohl aus den gesprengten Cellulae mastoideae. Ob es sich bei dem von Riedel veröffentlichten Fall „von eigentümlichen Flüssigkeitsbewegungen" im Kopfe nicht um einen ähnlichen Vorgang gehandelt hat, ist nicht sicher zu entscheiden, da der Fall anscheinend weder geröntgt, noch operiert worden ist. Der Fall von Wodarz gehört, wie Passow hervorhebt, wohl nicht hierher.

8. Ausgang der Schädelschüsse.

Es ist unmöglich, ein in irgend einer Beziehung präzises Urteil über den Ausgang der Schädelschüsse abzugeben, ehe zusammenfassende große Statistiken vorliegen, die unter Berücksichtigung der einzelnen Verletzungsformen die gesammelten Erfahrungen zahlenmäßig zusammenstellen, und ehe so viel Zeit vergangen ist, daß der spätere Verlauf der Schußverletzungen des Gehirns, die uns noch manche traurige Erfahrung bringen wird, klar übersehen werden kann. Darüber werden Jahre vergehen.

Der Wunsch, wenigstens annähernd zu erfahren, was aus den von uns behandelten Fällen wird, hat immer wieder dazu gefühlt, daß Chirurgen, denen ein größeres Material zur Verfügung stand, den Versuch machten, an der Hand dieses Materiales einige zahlenmäßige Anhaltspunkte dafür zu gewinnen. Es ist klar, daß solche Angaben entsprechend der Verschiedenartigkeit der Arbeitsbedingungen, der Beobachtungsdauer usw. keinen Anspruch auf allgemeine Gültigkeit erheben können. Weichen doch sogar die Berechnungen aus Feldlazaretten, die unter annähernd gleichen Bedingungen gearbeitet haben, ganz erheblich voneinander ab, je nachdem die Verwundeten 1 oder 2 Stunden früher oder später dorthin gelangten, so daß ein Teil der ganz schwer Verletzten bereits vor Einlieferung in das Lazarett gestorben war, oder die Lazarette noch lebend erreichte. Eine Durchsicht der bereits vorliegenden Zahlen ergibt daher keinerlei sicheren Anhaltspunkt, um so weniger, als die Berechnungen meist von verschiedenen Gesichtspunkten aus, auf Grund verschiedener Einteilung usw. vorgenommen worden sind.

Lediglich der Vollständigkeit halber, und um einen ganz ungefähren Anhaltspunkt zu geben, seien daher in folgendem einige Zahlen gebracht, wie sie sich in der Literatur finden.

Wie groß die sofortige Mortalität der Schädelschüsse ist, darüber liegen zur Zeit noch keine Zahlen vor. Enderlen, der als beratender Chirurg die Erfahrungen der Lazarette in den vordersten Reihen sammelte, berichtet, daß von 311 Schädelschüssen 149 gestorben sind = 44,69%. Das ähnliche Material Vollbrechts ergab folgende Zahlen:

Diametralschüsse	gest.	42,8%
Infanteriesteckschüsse	„	70,5 „
Schrapnellsteckschüsse	„	75 „
Tangentialschüsse	„	32,2 „
zusammen eine durchschnittliche Mortalität .	=	**54** „

Die Mortalität der frischen Hirnschädelschüsse mit Duraverletzung, die Riese ebenfalls als beratender Chirurg feststellte, betrug 45,4%, diejenige aller Schädelschüsse zusammen **60%**. Nach Röper starben in Feldlazaretten von 347 Schädelschüssen 160 = ca. **50%**. Von den 31 Hirnschüssen, die Laewen in seinem Feldlazarett behandelte, starben 22 = **73%**, davon 13 schon innerhalb der ersten 24 Stunden. Ich selbst, der ich insofern in besonders günstiger Lage gearbeitet habe, als ich meine Fälle innerhalb weniger Stunden von der Front erhielt, und dieselben von Kriegsbeginn an monatelang im Lazarett behalten und beobachten konnte, kam zu folgenden Zahlen: Von 12 Diametralschüssen starben 2 (= 16,7%), von 26 Steckschüssen starben 3 (= 11,5%), von 75 Tangentialschüssen mit Hirnverletzung starben 35 = **46,6%**. Zu der gleichen Prozentzahl von **47%** für die Tangentialschüsse kommt Capelle, der zwar im Heimatlazarett (Bonn) arbeitet, sein Material aber zum Teil früh bekommen hat. Pribram hatte eine Mortalität von **32%** unter 400 operierten Schädelschüssen, wobei allerdings zu berücksichtigen ist, daß 21,25% seiner Fälle, die als „gebessert" bezeichnet werden, nur 14 Tage beobachtet wurden, so daß mit Sicherheit anzunehmen ist, daß die Zahl seiner Gestorbenen erheblich zugenommen hätte, wenn der weitere Verlauf bei den „Gebesserten" länger hätte verfolgt werden können.

Es ist klar, daß die Verhältnisse sich um so günstiger gestalten müssen, je weiter entfernt das Lazarett von der Front ist, je gesiebteres Material es erhält. Die Heimatslazarette müssen daher eine günstigere Statistik aufweisen. So sind von 114 Fällen der v. Eiselsbergschen Klinik in Wien 36 = **31,5%** gestorben, nach Röper starben im Marinelazarett in Hamburg von 167 Schädelschüssen mit Hirnverletzungen 33 = **20%**.

Ein Überblick über die gebrachten Zahlen ergibt, daß von den Chirurgen, die nahe an der Front gearbeitet haben, eigentlich auffallend übereinstimmend die Mortalitätszahl der Hirnschußverletzungen mit **45—55%** angegeben wird. Daß Lazarette, die ihre Zugänge ganz früh bekommen, eine wesentlich höhere Sterblichkeit aufweisen, beweisen die Zahlen Laewens. Die aus den Heimatlazaretten mitgeteilten Zahlen (20—30 %) zeigen jedenfalls an, daß auch von den durch die vorderen Lazarette bereits durchgegangenen, gesiebten Fällen noch nachträglich ein Teil zugrunde geht. Es wäre aber wohl nicht richtig, die Zahlen einfach zu addieren, wie mir unter anderem meine eigenen Zahlen zu beweisen scheinen.

Soviel scheint jedenfalls — unter allem Vorbehalt! — aus den genannten Zahlen hervorzugehen, daß von den **Hirn**schußverletzten, die die ersten Stunden nach der Verletzung überleben, noch über die Hälfte an den Folgen dieser Verletzung zugrunde geht. Bei der Schwere der hier vorliegenden Verletzungen kann dieses Resultat nicht wundernehmen. Eine Berechnung unter Zugrundelegung aller den Schädel treffenden Schußverletzungen würde selbstverständlich eine sehr bedeutende Herabsetzung dieser Sterblichkeitsziffer zur Folge haben.

Leider folgt aus den eben mitgeteilten Zahlen nicht, daß die nichtgestorbenen Hirnschußverletzten als geheilt anzusehen sind. Zunächst muß, wie ich das gegenüber allzu optimistischen Anschauungen bereits in einer früheren Arbeit hervorgehoben habe, immer wieder betont werden, daß ein anfänglich günstiger Heilungsverlauf, ja selbst die völlige Heilung der Wunde noch keineswegs die Heilung des Verletzten garantiert, sondern daß derselbe nicht nur monate- sondern noch jahrelang nach geheilter Wunde einer Reihe von lebensgefährlichen Komplikationen ausgesetzt ist, an denen er mehr oder weniger unerwartet zugrunde gehen kann. Schon die bisher vorliegenden Beobachtungen aus dem jetzigen Kriege würden das zur Genüge beweisen, wenn wir nicht durch frühere Erfahrungen hinlänglich darüber orientiert wären. Der Spätabszeß, die schleichend verlaufene Enzephalitis, die Spätmeningitis, die hier besonders in Betracht kommen, sind bereits ausführlich besprochen worden.

Zu diesen in der Regel tödlich verlaufenden Komplikationen kommen nun noch die Nachkrankheiten und Störungen hinzu, die durch die Narbenbildung im Gehirn und in den Schädeldecken, durch den Verlust von Hirngewebe und durch die allgemeinen, durch das Trauma hervorgerufenen Hirnschädigungen bedingt werden. Wenn es sich hierbei auch um ein außerordentlich wichtiges Kapitel der Kriegschirurgie und -Pathologie handelt, so würde es doch viel zu weit führen, im Rahmen der vorliegenden Arbeit auf alle hierhergehörigen Störungen genauer einzugehen. Meiner Ansicht nach wäre das zur jetzigen Zeit auch verfrüht. Einige besonders wichtige Erscheinungen sollen aber noch kurz erwähnt werden.

Ein großer Teil der Spätstörungen, auch der nicht entzündlichen Spätstörungen — vor allem die Epilepsie — ist auf die Schädigung des Gehirnes durch

Narben- und Defektbildung

zurückzuführen. Daher erhebt sich zunächst die Frage: in welcher Weise heilt eine Hirnschußverletzung aus, welcher Art sind die dabei entstehenden Narben?

Es ist im Verlaufe dieser Arbeit wiederholt darauf hingewiesen worden, daß das Hirngewebe des Menschen nicht die Fähigkeit hat, sich zu regenerieren, und daß auch das Stützgewebe des Gehirns, das Gliagewebe, entsprechend seiner geringen Masse nur wenig zur Narbenbildung beitragen kann. Wunddefekte im Gehirn werden daher nicht durch Narbenmassen, die das zugrunde gegangene Gewebe quantitativ wieder ersetzen, völlig ausgefüllt, sondern sie müssen dadurch zum Verschluß gebracht werden, daß die benachbarten Hirnteile durch den Zug der sich retrahierenden Narbe in den Defekt hineingezogen werden und so, gewissermaßen passiv, zu seiner Ausfüllung beitragen. Dieser Prozeß wird dadurch erleichtert, daß die an die ursprüngliche Zertrümmerungshöhle angrenzenden Hirnabschnitte gleich nach der Verletzung durch das traumatische Hirnödem gegen die Schädellücke vorgepreßt werden, und daß entsprechend dem um sich greifenden Gewebszerfall immer neue Teile folgen. In der bis zum Rückgang des Prolapses verstreichenden Zeit werden nun die in der Lücke vorliegenden Hirnteile durch das inzwischen gebildete Granulationsgewebe gegen die Oberfläche fixiert und am Zurücksinken in ihre frühere Lage verhindert. Auch tiefer liegende Hirnabschnitte, so z. B. der vorgebuchtete Ventrikel, bleiben der Wirkung diesses Zuges unterworfen. Nur selten sieht man bei großen Schädellücken ein geringes Zurücksinken des Gehirnes im Bereich der Wunde, fast stets bleibt die Hirnoberfläche, resp. der Grund der Wunde nach Rückbildung des Prolapses im Niveau der Knochenlücke. Auf diese Weise wird mit einem Mindestmaß neugebildeten Narbengewebes der Defekt zum Verschwinden gebracht — allerdings auf Kosten des umliegenden Hirngewebes, das in ganz abnorme Spannungsverhältnisse gerät, wovon man sich bei jeder Exzision solcher Hirnnarben überzeugen kann.

Dieser auf das Gehirn in vertikaler und konzentrischer Richtung ausgeübte Zug wird noch dadurch verstärkt, daß die Hirnnarbe nicht im Niveau der Hirnoberfläche liegen bleibt, sondern durch den Zug der mit ihr zusammenhängenden Hautnarbe über das Niveau der Hirnoberfläche hinausgehoben wird. Daß ein derartiger, oft sehr starker, dauernd wirkender Zug für das Gehirn nicht gleichgültig sein kann, liegt auf der Hand.

Die Regenerationsfähigkeit der Schädelknochen ist nur gering. Selbst kleine Lücken im Schädel schließen sich nicht knöchern, sondern, wie man sich bei jeder Schädelplastik zum Zweck der Defektdeckung überzeugen kann, durch eine derbe, bindegewebige Narbe, die sich von außen allerdings knochenhart anfühlen kann. Am Defektrand des Knochens beobachtet man nur soviel Knochenneubildung, daß dieser eine glatte abgerundete Kante erhält, an die sich die Narbe fest ansetzt. Die größte Regenerationsfähigkeit besitzen die weichen Schädeldecken, von denen aus die den Defekt verschließende Narbe zum größten Teil gebildet wird. Es kommt infolgedessen zur Bildung einer einheitlichen, derben, von der äußeren Haut bis in die Hirnwunde reichenden Narbe, die einerseits die äußere Spannung, die durch den Gegenzug der weichen Schädeldecken erzeugt wird, auf das Gehirn überträgt, andererseits alle beteiligten Gewebe fest gegen den Knochen fixiert.

Während die äußeren Teile dieser Narbe sehr festes, derbes Gefüge haben, findet man in ihren tieferen, dem Hirn direkt angrenzenden Teilen regelmäßig sulzige Beschaffenheit und kleinere oder größere, mit klarer Flüssigkeit gefüllte Maschen und Hohlräume, die gegen die freien Spalträume der Hirnoberfläche abgeschlossen sind. Die Flüssigkeit in diesen Hohlräumen steht in der Regel unter recht erheblichem Druck [1]).

Ob die sulzige Beschaffenheit immer wie ein weiches Polster wirkt, wie von mancher Seite angenommen wird, möchte ich doch bezweifeln. Ich kann mir vorstellen, daß durch die unnachgiebige Flüssigkeitsansammlung gelegentlich ein recht erheblicher Druck ausgeübt werden kann.

Die Regelmäßigkeit dieses Befundes, der bei allen längere Zeit nach der Wunsdheilung auzuführenden Nachoperationen erhoben werden kann, beweist, daß eine derartig beschaffene Narbe als der Endausgang der normalen Wundheilung nach Hirnschüssen angesehen werden muß. Geringe Änderungen der Verhältnisse werden zwar durch die Größe des Defektes bedingt. Grundsätzliches ändert sich daran aber nicht.

Es erhellt daraus ohne weiteres, welch schwerwiegende Veränderungen durch eine derartige Narbenbildung für das Gehirn, sowohl bezüglich seiner Lage, seiner Fixation, seiner Bewegungsfähigkeit, als auch bezüglich seiner Zirkulationsverhältnisse hervorgerufen werden müssen. Daß die dadurch bedingten Störungen noch erheblich gesteigert werden, wenn der Heilungsverlauf sich nicht glatt vollzogen hat, wenn z. B. in der Nähe der Narbe noch Knochensplitter oder Steckgeschosse liegen geblieben, oder wenn in oder unter der Narbe zystische Bildungen entstanden sind, bedarf keiner weiteren Erklärung.

Die Bildung von

Cysten

in oder unter der Narbe ist nun keineswegs ein seltenes Vorkommnis. Sehr oft ist ein scharfer Unterschied zwischen dem schon geschilderten Narbenödem und einer Zyste kaum durchzuführen; ich glaube auch nicht, daß ein grundsätzlicher Unterschied zwischen beiden Bildungen besteht. Die Entstehung der Zyste erklärt sich ohne Schwierigkeit aus den Vorgängen, die sich bei der Heilung größerer Hirndefekte abspielen. Da nämlich die oberflächlichen Anteile der Wunde, wie wiederholt hervorgehoben, sich schneller zu schließen pflegen, als die tiefer gelegenen Teile, so kommt es in der Tiefe leicht zum Bestehenbleiben von Überresten der ursprünglichen Wundhöhle, die sich bei aseptischem Verlauf allmählich in Zysten umwandeln. Mit Sultan unterscheidet man 1. Zysten, die aus alten Blutungs- und Erweichungsherden innerhalb der Hirnsubstanz entstanden sind und Transudatflüssigkeit, zuweilen mit Blutresten gemischt, enthalten, und 2. Zysten, die als „Liquorzysten ex vacuo"

---

[1]) Nach Reich handelt es sich dabei um ein typisches Narbenödem, wie das völlige Fehlen von Gefäßen beweist. Ich werde noch an anderer Stelle auf diese Frage zurückkommen.

nach Abstoßung großer zertrümmerter Hirnteile und nach großen Hirnprolapsen entstehen.

Die klinische Bedeutung dieser Zysten äußert sich nach zwei Richtungen hin. Auf der einen Seite erhöhen sie, entsprechend ihrem Wachstum, den Innendruck im Schädel, sie steigern also die durch die Narbe ohnehin bedingten mechanischen Störungen. Auf der anderen Seite stellen sie eine erhebliche Gefahr für ihre Träger dar, da sie sich jederzeit sekundär infizieren und damit die Quelle schnell um sich greifender Eiterungen werden können. Die klinischen Symptome decken sich bei nichtinfizierten Fällen mit denen sonstiger Zysten. Im Vordergrunde stehen Raumbeengungs- und Verdrängungserscheinungen. Sehr häufig sind sie die Ursache epileptischer Zustände. Die Symptome der infizierten Zysten entsprechen denen des Hirnabszesses. Auffallend oft ruft bereits die beginnende leichte Infektion der Zysten außerordentlich stürmische Erscheinungen hervor.

Es ist nach alledem verständlich, daß schon die glatt verheilte Narbe bei jeder schweren Hirnschußverletzung eine dauernde Schädigung für das Gehirn bedeutet, bedeuten muß. In noch höherem Maße trifft das für alle Fälle mit kompliziertem Heilungsverlaufe zu. Spannung, Druck, feste Fixation, die jedes Ausweichen unmöglich macht, Behinderung der Zirkulation, Gestaltsveränderungen müssen zu dauernden Reizzuständen im Gehirn, die weit über die Grenzen der ursprünglichen Verletzung hinauswirken, zu dauernden Störungen der Gehirnfunktion führen. Es kann daher nicht wundernehmen, wenn Folgezustände verschiedenster Art sich häufen, und sich in den kommenden Jahren noch beträchtlich vermehren werden.

Unter diesen Folgezuständen ist die

traumatische Epilepsie

sowohl ihrer Bedeutung, als auch ihrer Häufigkeit nach an erster Stelle zu nennen. Schon jetzt hat Röper an seinem großen Material feststellen können, daß mindestens $12^0/_0$ der Überlebenden an Epilepsie erkranken, und es steht leider außer Zweifel, daß noch ein erheblicher Teil der bisher von Epilepsie verschont Gebliebenen in Zukunft von ihr befallen wird. Es sind daran durchaus nicht nur die Fälle beteiligt, bei denen die Schußverletzung die Gegend der motorischen Zentren oder ihre Nachbarschaft betraf. Diese sind zwar am meisten in dieser Beziehung gefährdet, doch bleiben auch Schußverletzungen der Stirn- und Okzipitalgegend keineswegs verschont. Wie Brodmann betont, und ich auf Grund ausgedehnter Nachuntersuchungen bestätigen kann, kann die Epilepsie ihren Ausgang von jeder Hirnstelle aus nehmen.

Bei den klaren Beziehungen der traumatischen Epilepsie zur Hirnläsion, bei den offensichtlichen schweren mechanischen Störungen, die die Narbenbildung nach Schädel- und Hirnschüssen, die die Anwesenheit von Zysten, Fremdkörpern usw. hervorruft, erscheint es berechtigt und geboten, durch Beseitigung der Narben, der Zysten, durch Entfernung von Knochensplittern und Steckgeschossen, durch möglichste Wiederherstellung normaler anatomischer Verhältnisse die bestehende Epilepsie zu bekämpfen, ja ihrem Auftreten vorzubeugen. Über den Erfolg der zu diesem Zweck ausgeführten verschiedenen plastischen Operationen heute schon ein Urteil zu fällen erscheint mir verfrüht — es gehört auch nicht eigentlich mehr in diese Arbeit. Nur soviel sei erwähnt, daß nach ziemlich allgemeiner Anschauung derartige Operationen nicht früher als $^1/_2$ Jahr nach Schluß der Wunde, wenn stabile Verhältnisse eingetreten sind, vorgenommen werden sollen.

Neben der traumatischen Epilepsie stellen die durch den Verlust bestimmter Hirnteile entstandenen dauernden Lähmungen die praktisch wichtigste Schädigung der Verletzten dar. Wir haben gesehen, daß die Restitutionsfähigkeit des Gehirns bezüglich derartiger Lähmungen eine überraschend große ist. Trotzdem bleibt doch ein nicht unbeträchtlicher Prozentsatz übrig, bei dem, entsprechend der Schwere der Hirnzerstörung, eine Wiederherstellung der gelähmten Funktionen ausbleibt. Invalide mit spastischer Hemiparese, mit Beteiligung dreier Extremitäten an der Lähmung, dauernde Sehstörungen, Sprachlähmungen sieht man schon heute nicht selten. Immerhin scheint die Zahl dieser Armen verhältnismäßig nicht groß zu sein.

Dagegen ist die Zahl derjenigen, die dauernde Beschwerden allgemein nervöser Art zurückbehalten, außerordentlich groß. Über dauernden Kopfschmerz, Schwindel, besonders beim Bücken, Druckgefühl im Kopf, Parästhesien[1]) wird regelmäßig geklagt, und wenn man auch manchmal geneigt ist, solche Angaben als nicht ganz glaubwürdig anzusehen, wenn auch zweifellos ein Teil solcher Klagen neurasthenisch-hysterischer Natur ist, so beweisen doch die auffallende Übereinstimmung der Klagen, besonders bei Verletzten, die sicher den Wunsch haben, wieder felddienstfähig zu werden (Offiziere, Offiziersaspiranten), und die bei genauer Prüfung in der Regel nachweisbaren objektiven Erscheinungen, daß die Beschwerden begründet sind.

Fast immer findet man leichte Ermüdbarkeit, verringerte Merkfähigkeit, eine gewisse Gedächtnisschwäche, häufig Störungen des Rechnens, Unfähigkeit komplizierte geistige Aufgaben schnell und richtig zu lösen u. dgl. mehr. Auffallend ist die Intoleranz gegen Alkohol, gegen Sonnenhitze und Wärme überhaupt. Psychische Störungen leichter Art, eine gewisse Stumpfheit und Gleichgültigkeit, in anderen Fällen eine unbegründete Euphorie sind nicht selten. Glücklicherweise kommen schwere intellektuelle und psychische Störungen, Demenz, Stupor, Psychosen anscheinend nicht so oft vor, wie wohl zu befürchten war. Daß die genannten Folgezustände der Schädelverletzungen häufig auf chronisch vermehrte Liquorfüllung und -stauung in den Ventrikeln oder im ganzen Subarachnoidealsystem, auf eine chronische Meningitis serosa zurückzuführen sind, hat Payr besonders hervorgehoben.

Es sei hier nochmals kurz darauf hingewiesen, daß wir nach Tilmann in der Lumbalpunktion ein wichtiges Hilfsmittel besitzen, die oft sehr schwierige Frage zu entscheiden, ob „die Reaktionserscheinungen des Gehirnes auf die Schußverletzung abgelaufen sind oder nicht". Tilmann faßt seine bisherigen Beobachtungen folgendermaßen zusammen: „Vorläufig scheint erhöhter Druck mit normalem Eiweißgehalt der Hirnflüssigkeit auf eine einfache arachnoidale Retentionszyste infolge Narbenbildung hinzuweisen. Besteht bei hohem Druck geringer Eiweißgehalt, dann handelt es sich oft nur um eine entzündliche Zyste; ist der Eiweißgehalt hoch, so daß es in Flocken ausfällt, dann liegt bei gleichzeitig

---

[1]) Auf das Auftreten Headscher Zonen am Kopf machen Wilms, Florschütz, Brandes, Bungart aufmerksam. Nach Bungart handelt es sich dabei um eine Hyper- oder Parästhesie der Haut innerhalb eines zirkumskripten Bezirkes, die dauernd und immer an derselben Stelle beobachtet werden kann. Meist handelt es sich um eine zu der Schußverletzung homolaterale Störung, bei Sitz der Wunde an der Mittellinie kann die hyperästhetische Zone auch weit auf die andere Seite übergreifen.

hohem Druck meist ein Abszeß vor. Eiweißgehalt bei normalem Druck deutet auf rein meningeale Vorgänge hin."

Bei genauer Nachuntersuchung und Beobachtung größerer Reihen Hirnverletzter kommt man zu der Überzeugung, daß — praktisch genommen — kein Hirnschußverletzter, zur Zeit wenigstens, als beschwerdefrei angesehen werden kann. Es kann nicht eindringlich genug darauf hingewiesen werden, daß die Klagen dieser Verwundeten ernst genommen werden müssen, und es muß, angesichts der immer noch vielfach viel zu optimistischen Auffassung von den Folgezuständen der Hirnschußverletzungen nachdrücklich betont werden, daß jeder Hirnschußverletzte einen dauernden Defekt davonträgt. Das kann nicht wundernehmen, da bei jedem Hirnschuß ein Teil dieses kompliziertest gebauten Organes tatsächlich verloren geht.

Die Verkennung dieser Tatsache führt immer wieder dazu, daß Leute nach schweren Hirnschußverletzungen als „geheilt" wieder zu schwererem Dienst herangezogen, ja an die Front geschickt werden. Davor kann, wie ich schon vor zwei Jahren betonte, nicht eindringlich genug gewarnt werden. Denn ganz abgesehen davon, daß solche „Geheilte" dem Dienst doch nicht gewachsen sind und sehr bald zusammenklappen, und daß sich ihr Zustand wesentlich verschlechtert, bilden sie auch eine eminente Gefahr für ihre Truppe, wenn sie im Falle der Not plötzlich versagen. Dazu ist es nicht einmal notwendig, daß sie eine leitende Stellung bekleiden. Daß im Felde jeder Posten, jeder Patrouillengänger dauernd im Vollbesitz seiner körperlichen und geistigen Kraft sein muß, braucht nicht erst betont zu werden.

So ist von vornherein die Felddiensttauglichkeit der Hirnverletzten auszuschließen. Dieser Zustand ist — für eine Reihe von Jahren wenigstens — als ein dauernder anzusehen. Wie weit Hirnverletzte wieder zum Garnisonsdienst herangezogen werden können, ist von Fall zu Fall zu entscheiden. Bei der Beurteilung wird neben den Narbenstörungen, die meist das Helmtragen behindern, der schnellen Ermüdbarkeit, dem schnellen Erlöschen der Merkfähigkeit (Aschaffenburg), der Intoleranz gegen Sonnenhitze besondere Aufmerksamkeit zugewandt werden müssen. Um hierüber Klarheit zu bekommen, wird eine längere Beobachtungsdauer vor der Entscheidung über die Dienstfähigkeit verlangt werden müssen. Dagegen ist gegen die Wiederverwendung derjenigen an der Front, die keine nennenswerte Läsion der Tabula interna erlitten haben, meines Erachtens im allgemeinen nichts einzuwenden.

Die Frage der Erwerbsfähigkeit geht natürlich mit der der Kriegsdienstfähigkeit nicht Hand in Hand. Wir dürfen erwarten, daß eine große Zahl der Hirnschußverletzten wieder teilweise erwerbsfähig wird. Zur Zeit ist meines Erachtens ein Urteil darüber noch nicht möglich und kann ich daher die Angaben von F. Müller, daß der Wiedereintritt der Erwerbsfähigkeit bis jetzt schon bei 47% seiner Schädel-Hirnverletzten zu verzeichnen sei, noch nicht als verwertbar ansehen, zumal Müllers längste Beobachtung sich auf einen Zeitraum von nur 11 Monaten erstreckt. Ein Gleiches muß von den diesbezüglichen Angaben Röpers gelten, der vorläufig — nach einjähriger Beobachtungsdauer — feststellte, daß von 134 Überlebenden 56 (= 42%) dauernde Schädigungen schwerer Art (= Verstümmelung), 59 (= 44%) dauernde aber leichtere Störungen, und 19 (= 14 %) eine Erwerbsbeschränkung unter 10 % davongetragen haben.

9. Transport der Schädelschüsse.

Die Kriegsverhältnisse bringen es mit sich, daß das Handeln des Arztes im Felde nicht nur vom rein medizinischen Standpunkt regiert wird, sondern sich den äußeren Verhältnissen weitgehend anpassen muß.

So kommt es, daß die in der vorliegenden Arbeit aufgestellten Grundsätze für die Behandlung der Hirnschüsse im Felde vielfach nicht ohne weiteres befolgt werden können. Schon die Forderung, derartige Verwundete so früh wie irgend möglich zu operieren, scheitert oft daran, daß sie nicht rechtzeitig geborgen, nicht rechtzeitig in die Lazarette gebracht werden können. Ein weiterer Übelstand ist der, daß Kopfverletzte mit und ohne vorhergehende Operation infolge der Gefechtslage früher abtransporiert werden müssen, als das nach allgemeiner ärztlicher Anschauung für sie zuträglich ist. Die schlimmen Folgen, die solche frühzeitigen Transporte für die Verwundeten nach sich ziehen, haben zu ausgiebiger Diskussion der Frage geführt, ob und wann ein solcher Transport für die frischen Hirnschußverletzungen am ehesten statthaft ist.

Zunächst ist ganz allgemein daran festzuhalten, daß jeder Hirnschuß so schnell wie möglich in ein Lazarett kommen soll, wo er gründlich und allen Anforderungen moderner Technik und Asepsis entsprechend operiert werden kann. In zweiter Linie ist zu fordern, daß er in diesem Lazarett längere Zeit (mindestens Wochen) verbleiben kann (Garrê, Passow, Vollbrecht, Frey, Mangold u. a.), da völlige Bettruhe während der Nachbehandlung unbedingt verlangt werden muß, die Weiterbeobachtung durch den erstbehandelnden Arzt dringend wünschenswert erscheint. Wie schlecht der Transport auch leichtverwundeten Kopfschüssen bekommt, davon kann man sich bei der Ankunft eines jeden Transportzuges überzeugen (Canon).

In der Praxis im Felde ist nun diesen beiden Forderungen oft nicht gerecht zu werden. Die dicht hinter der Front Operierten müssen häufig gleich abtransportiert werden, und sollen die Verwundeten die Sicherheit haben, nach der Operation längere Zeit in Ruhe an Ort und Stelle bleiben zu können, so müssen sie in weiter rückwärts liegende Lazarette verbracht, also weiter abtransportiert werden. Die Anschauungen darüber, welcher Modus für die Heilung der Hirnschüsse günstiger ist, weichen weit voneinander ab. Hosemann glaubt, daß die Hirnschußverletzten durch die Operation erst transportfähig werden, Goetjes ist der entgegengesetzten Anschauung. Mit Passow, Rehn u. a. halte ich es für richtiger, frische Hirnschußverletzte unoperiert in etwas weiter rückwärts liegende Lazarette zu bringen, wo sie unter günstigen Verhältnissen operiert und nachbehandelt werden können. Der Transport darf nicht zu lange dauern, und 12 Stunden keinesfalls übersteigen.

Die Erfahrung von Pribram, Sick u. Aa., daß nichtoperierte Schädelschüsse einen solchen Transport besser vertragen, als operierte, glaube ich auf Grund eigener Erfahrungen bestätigen zu können. Meiner Ansicht nach spricht dafür auch die theoretische Überlegung, daß die Infektionsgefahr infolge des Schüttelns und Bewegens des Kopfes beim Transport geringer ist, so lange durch das schnell auftretende Hirnödem die Hirnoberfläche fest gegen die

Schädellücke gepreßt und die Meningen gegeneinandergedrückt werden, als nach der Operation, wenn eine „Entlastung" erzielt und dieser Abschluß nicht mehr so fest ist. Die Häufigkeit des Auftretens einer Meningitis nach derartigen Transporten scheint mir für die Richtigkeit dieser Anschauung zu sprechen.

Wenn abtransportiert werden muß, dann soll der Kopf wenigstens möglichst gründlich fixiert werden, damit ausgiebige Bewegungen desselben und das Scheuern des Verbandes vermieden werden. Ein gefensterter, Schulter und Brust mit umfassender Gipsverband nach Läwen, oder die einfache Schienung des Kopfes nach Peiser mittelst zwei Kramer-Drahtschienen (eine quer über den Kopf von Schulter zu Schulter, eine vom Rücken über die Scheitelhöhe) dürfte allen Anforderungen genügen.

Weiter muß unbedingt dafür gesorgt werden, daß der Verband rechtzeitig gewechselt wird, damit die Tampons nicht zu harten Klumpen eintrocknen und, statt abzuleiten, Retentionen erzeugen. Engelhardt hat von 5 frisch operierten Abtransportierten nach 28 stündiger Bahnfahrt, die zum Teil 4 Tage nicht verbunden worden waren, 3 an Meningitis sterben sehen, und ähnliches hat wohl jeder von uns beobachtet, wenn ein Transport länger unterwegs blieb, oder anderswohin geleitet wurde, als vorher angenommen wurde. Königs Rat, jeden Lazarettzug bei der Ankunft auf Schädelschüsse hin zu revidieren, und diese auszuladen und zurückzubehalten, ist daher auf das Nachdrücklichste zu unterstreichen. Wird das innerhalb der möglichen Grenzen befolgt, so wird es uns gelingen, die bei dem Transport unvermeidlichen Schädigungen wenigstens auf ein erträgliches Maß herabzusetzen.

10. Zusammenfassung.

Jede Schädelschußwunde ist prinzipiell primär zu revidieren, die Weichteilwundränder sind zu exzidieren, lose vorliegende Knochensplitter zu entfernen. Nur bereits verklebte kleine Schußwunden (Diametral-, Segmental-, Steckschüsse) sind bei Fehlen bestimmter Indikationen konservativ zu behandeln.

Streif- und Prellschüsse werden oft bezüglich der Schwere der durch sie bedingten Knochen- und Hirnverletzungen unterschätzt. Das Intaktsein der Lamina externa beweist nicht das Fehlen schwerer Verletzungen der Lamina interna und der Gehirnoberfläche, das Intaktsein der Dura nicht das Fehlen schwerer Hirnläsionen (Blutungen, Erweichungsherde, Abszesse). Bei Verletzung der Tabula externa ist die Interna stets in größerer Ausdehnung verletzt. Die Schußfraktur des Knochens bedingt immer eine Verletzung des Gehirns. Sorgfältigste Revision der Wunden, möglichst eine Röntgenuntersuchung.

Bei Tangentialschüssen reicht die Wirkung des mechanischen Insultes, entsprechend der ungeheuren lebendigen Kraft der modernen Geschosse, weit über den ursprünglichen Zertrümmerungsherd hinaus. Frühinfektionen der Tangentialschußwunden sind die Regel. Prinzipielle Frühoperation, breite Freilegung und Ausräumung der Zertrümmerungshöhle, Drainage und Tamponade müssen hier gefordert werden. Die primäre Naht kann nur ganz ausnahmsweise unter besonders günstigen Bedingungen und nur bei ganz frischen Fällen Erfolge ergeben. Sicherung des Abflusses nach der Operation und zwar für längere Zeit muß die Regel sein, um unmittelbar lebensgefährliche und im späteren Verlauf drohende Komplikationen zu verhüten.

Diametralschüsse sind nur auf bestimmte Indikationen hin (Hirndruck, Infektion, große Wunden) zu operieren; bei Segmentalschüssen richtet sich das Verhalten danach, ob sie mehr dem Typus der Tangential- oder der Durchschüsse entsprechen.

Bei Steckschüssen soll vor der Operation der Sitz des Geschosses bestimmt werden (röntgen!). Granatsplitter bedingen am häufigsten Infektionen. Infanteriegeschosse und Schrapnellkugeln heilen oft glatt ein. Das soll bei der Indikationsstellung zur Entfernung mit berücksichtigt werden. Oberflächlich gelegene Geschosse sollten möglichst immer entfernt werden, tiefsitzende nur auf bestimmte Indikationen hin. Man hüte sich vor längerem Suchen nach der Kugel im Gehirn. Die Gefahr der Verbreitung der Infektion, der progredienten Enzephalitis ist außerordentlich groß.

Der Hirnprolaps braucht an sich nicht bekämpft zu werden. Entwickelt er sich zu einem „gefährlichen" Prolaps, so ist die Schädellücke gründlich zu erweitern, und für die in der Tiefe sich abspielende Eiterung Abfluß zu schaffen.

Unter den Komplikationen kommt der progredienten Enzephalitis, dem Hirnabszeß und der Meningitis die wichtigste Bedeutung zu. Die letztere entsteht selten durch Übergreifen der Infektion von der Wunde aus auf die Konvexität, sondern ganz vorwiegend durch Übergreifen des entzündlichen Prozesses auf die Ventrikel und von hier auf die Hirnbasis. Die genannten Komplikationen können früh und sehr spät nach der Verletzung auftreten, und zeichnen sich in letzterem Falle oft durch ihre schleichende, heimtückische Entwicklung aus.

Die Zahl der Spätkomplikationen kann durch eine gründliche Frühoperation um das Mehrfache verringert werden.

Die traumatische Epilepsie nach Hirnschußverletzungen ist häufig. Ihre Entstehung wird durch die Eigenart der Narbenbildung nach Hirnschußverletzungen begünstigt. Plastische Operationen zur Wiederherstellung möglichst normaler anatomischer Verhältnisse sind erforderlich.

Die Prognose der Hirnschüsse ist sehr ernst. Von „Heilungen" sollte vorläufig noch nicht geredet werden, der Ausgang kann erst nach Jahren beurteilt werden. Die Felddienstfähigkeit Hirnschußverletzter ist auszuschließen.

Ein Transport frischer Schädelverletzter und -operierter sollte möglichst vermieden werden.

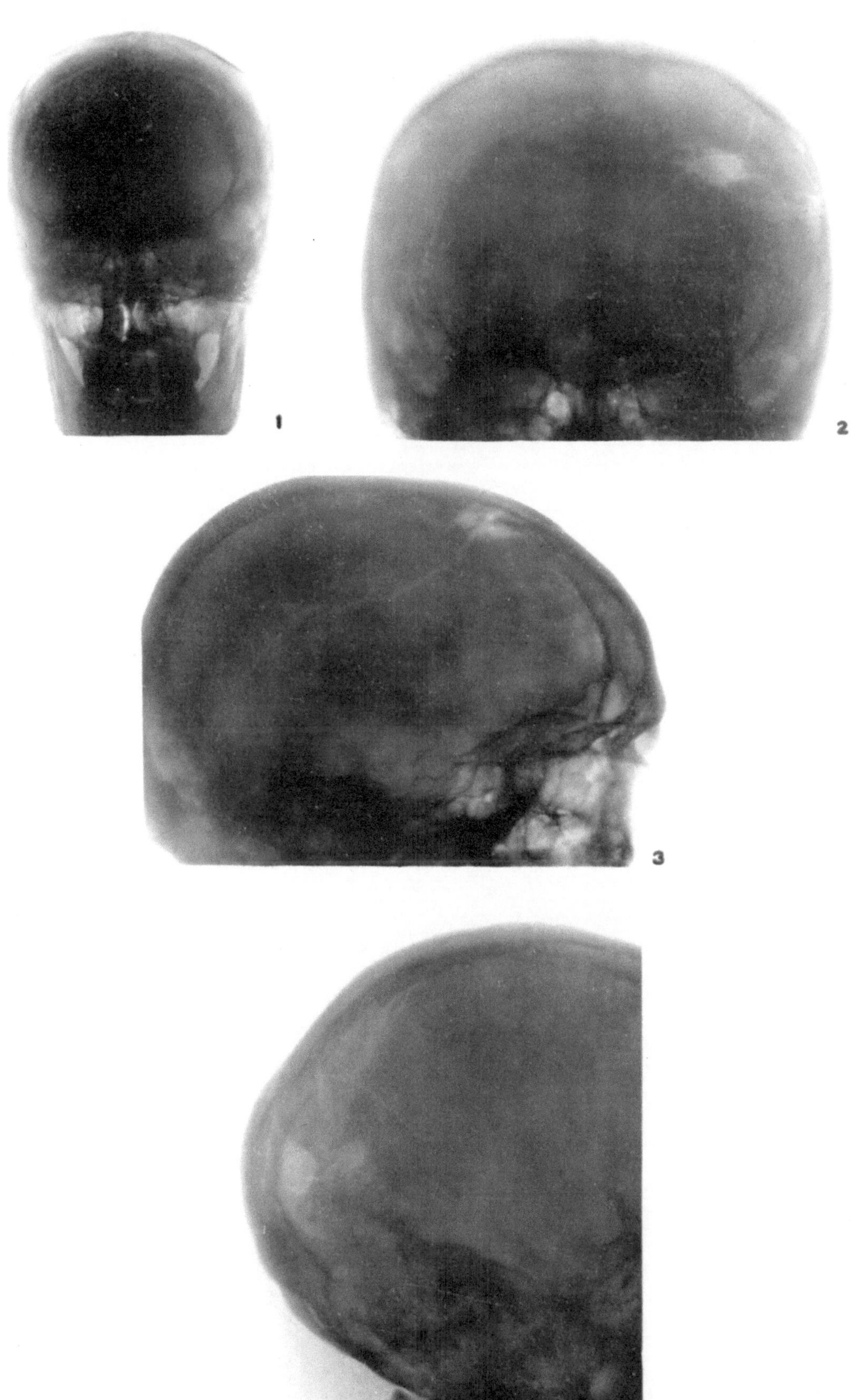

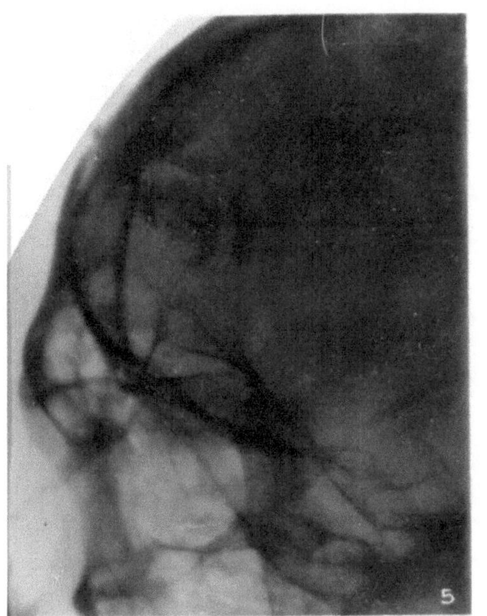

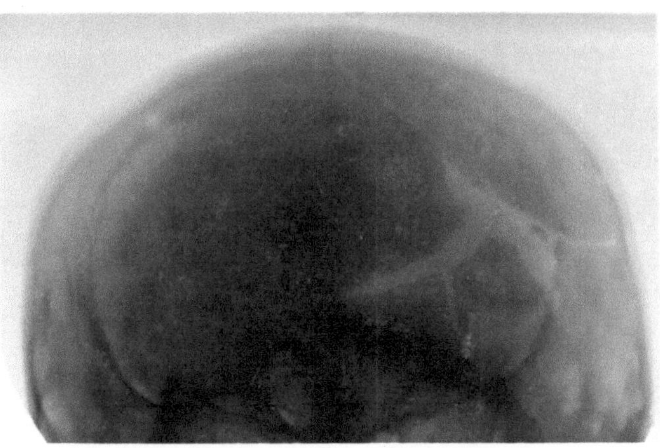

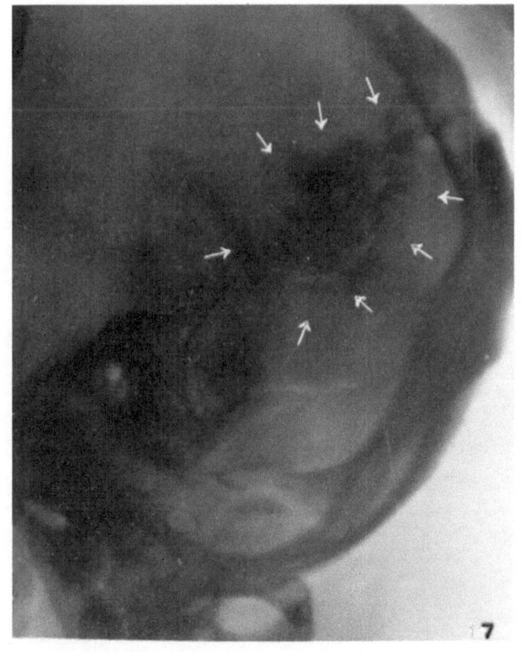

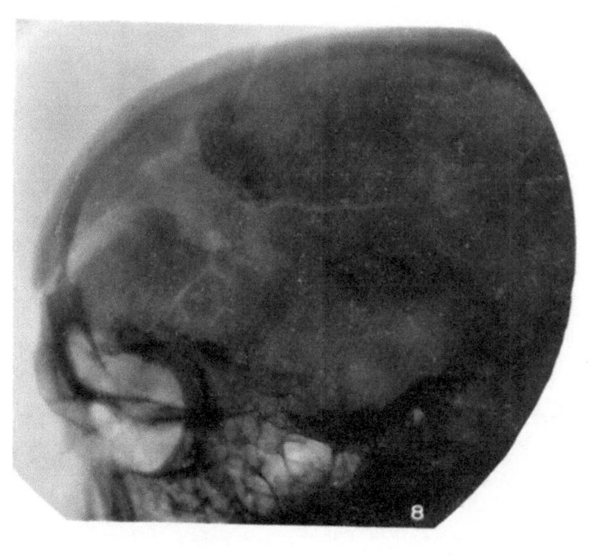

Ergebnisse d. Chir. X. Guleke.

Verlag von Julius Springer in Berlin.

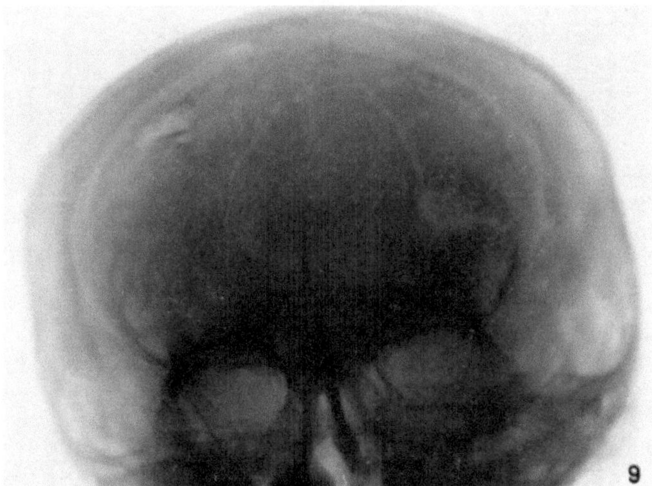

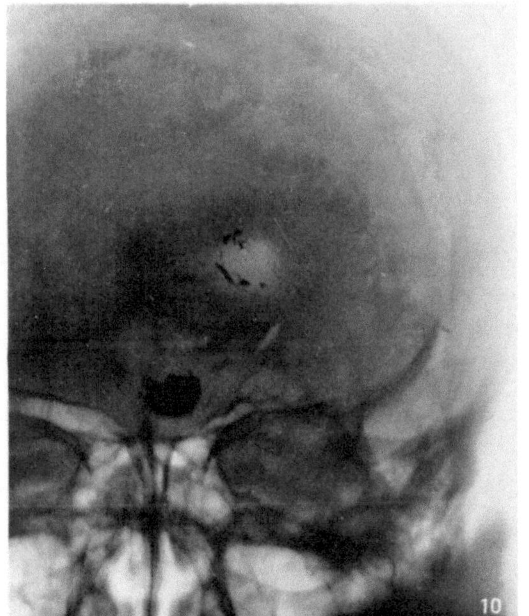

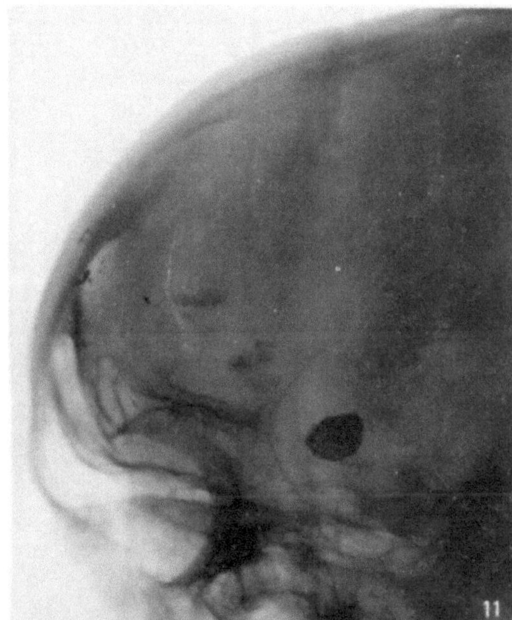

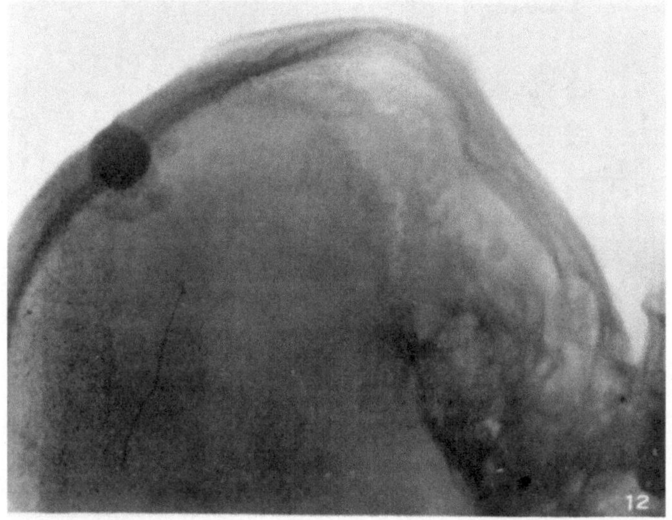

Verlag von Julius Springer in Berlin.

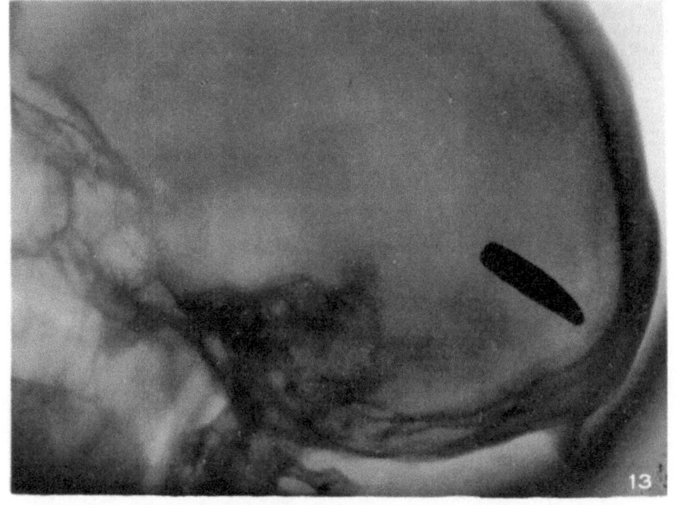

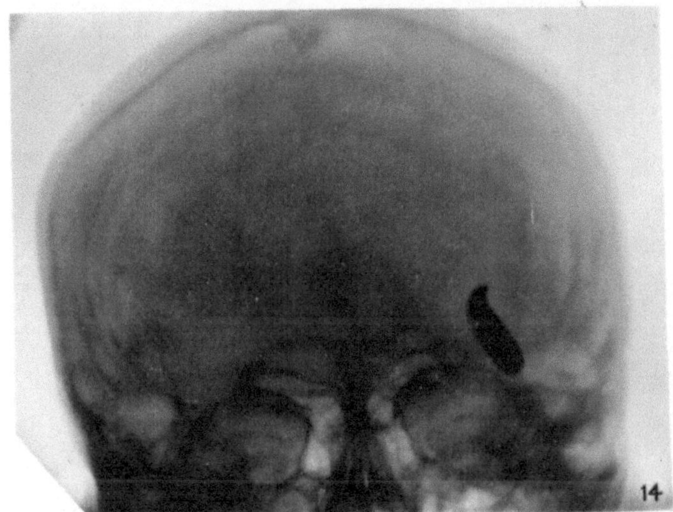

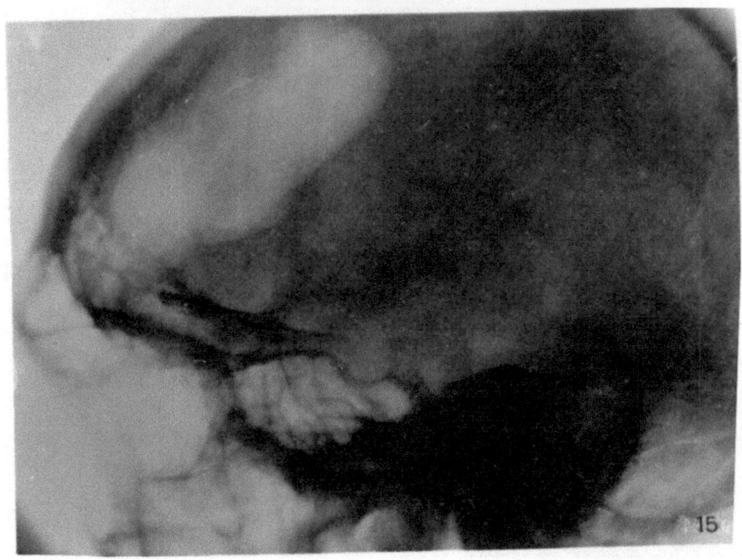